Internal Control
Construction
in the Hospitals

医院内部控制
建设关键问题
与案例分析

许太谊◎主编

中国市场出版社
China Market Press

·北京·

图书在版编目（CIP）数据

医院内部控制建设关键问题与案例分析 / 许太谊主编. —— 北京：中国市场出版社有限公司，2025. 1.

ISBN 978-7-5092-2640-7

Ⅰ. R197.32

中国国家版本馆CIP数据核字第20249D1B19号

医院内部控制建设关键问题与案例分析

YIYUAN NEIBU KONGZHI JIANSHE GUANJIAN WENTI YU'ANLI FENXI

主　　编：许太谊

责任编辑：张　瑶（zhangyao9903@126.com）

出版发行：中国市场出版社 China Market Press

社　　址：北京市西城区月坛北小街2号院3号楼（100837）

电　　话：（010）68020337/68021338

网　　址：http://www.scpress.cn

印　　刷：河北鑫兆源印刷有限公司

规　　格：170mm×240mm　16开本　　　　版　　次：2025年1月第1版

印　　张：15　　　　　　　　　　　　　　印　　次：2025年1月第1次印刷

字　　数：180千字　　　　　　　　　　　定　　价：98.00元

书　　号：ISBN 978-7-5092-2640-7

　　记得十几年前，中国市场出版社时任副总编辑胡超平女士就向我约稿，希望我能写一本关于内部控制方面的书，当时我答应了，因为自己对这个选题很感兴趣，但却迟迟未能动笔，虽然胡总也催过我几次，直到几年前她办理退休，我都未能交稿。2023 年的一个机缘，让我感觉条件已经成熟，有了写医院内部控制建设的决心。

　　作为一个关注了内部控制多年的实务工作者，笔者一直致力于推动内部控制实践见行见效。近几年由于工作关系，笔者对内部控制问题的关注进一步聚焦在公立医院，也因此有了本书写作的积累。本书分为四个部分：第一部分是如何理解和推进公立医院内部控制建设，主要与读者分享几年来笔者对公立医院内部控制建设的理解，以及近年来推动内部控制建设的经验、体会与感受，供同行借鉴；这部分采用问答形式，选取与内部控制建设相关的关键问题逐一进行阐述和解答，不求理论上的面面俱到，只希望对内部控制建设的推动有实效。第二部分以表格形式梳理了公立医院内部控制关注的重点事项、重点业务，以及高风险领域的内部控制措施，供读者参考。第三部分是公立医院内部控制案例分析，通过案例以点带面，分析如何推进内部控制建设，如何通过抓住关键环节、关键岗位防范内部控制重大风险。第四部分是相关规章，笔者将相关规章整理附后，以方便读者查阅。

医院的广大医务工作者是白衣天使，是我们健康的守护者，他（她）们辛苦工作、无私奉献，特别是三年新冠疫情期间，作为抗疫的逆行者，付出了巨大的牺牲，应当向广大医务工作者致敬。本书提供的违纪违法案例涉及的只是个体，使用这些案例只是为了分析内部控制，推动医院内部控制建设，让医院更好地服务于广大人民群众的健康。我们不应因为医疗行业的个别违纪违法行为而改变对医务工作者的整体评价。

2023年末，财政部、国家卫生健康委、国家医保局、国家中医药局联合发布了《关于进一步加强公立医院内部控制建设的指导意见》，计划到2025年底，建立健全权责清晰、制衡有力、运行有效、监督到位的内部控制体系，强化财经纪律刚性约束，合理保证公立医院经济活动及相关业务活动合法合规、资产安全和使用有效、财务信息真实完整，有效防范舞弊和预防腐败，提高资源配置和使用效益。本书虽聚焦于公立医院，但基于不同医院运行和治理机制的共性内容，对各级各类医院完善内部控制都有借鉴、参考作用。希望本书的出版有助于推动各级各类医院的内部控制建设。尽管笔者为本书的出版准备已久，初稿形成后反复修改，但书中肯定还有很多不足甚至错误，敬请读者批评、指正，笔者愿与读者一起研究探讨内部控制建设问题，共同推进医院内部控制建设。

许太谊

2024年12月

目 录 | INTERNAL CONTROL
CONSTRUCTION

第一部分 如何理解和推进公立医院内部控制建设

第二部分　内部控制关注的重点与重点业务、高风险领域的内部控制措施

第三部分　公立医院内部控制案例分析

第四部分　医院内部控制相关规章

Internal Control Construction

in the Hospitals

第一部分

如何理解和推进公立医院内部控制建设

十几年来笔者一直关注内部控制问题。由于工作关系，近几年来，笔者进一步聚焦于公立医院，关注、研究和推动公立医院的内部控制建设，从寻找普遍规律到研究解决公立医院内部控制实践中的一些个性问题，从依靠公立医院自身的力量到寻求第三方力量推动公立医院内部控制建设，既剖析了所在医院的内部控制，也研究和分析了所能了解到的其他公立医院的内部控制情况。现将近几年推进内部控制建设的学习认识和实践感受与同行分享，并希望以此推动我国公立医院的内部控制建设。

公立医院内部控制是什么

公立医院内部控制是指在坚持公益性原则的前提下，为了实现合法合规、风险可控、高质高效和可持续发展的运营目标，医院内部建立的一种相互制约、相互监督的业务组织形式和职责分工制度；是通过制定制度、实施措施和执行程序，对经济活动及相关业务活动的运营风险进行有效防范和管控的一系列方法和手段。换言之，内部控制既是一种业务组织形式和职责分工制度，也是防范风险的方法和手段。

公立医院为什么要推进内部控制建设

一是落实政策要求。2017年7月14日,《国务院办公厅关于建立现代医院管理制度的指导意见》(国办发〔2017〕67号);2023年2月15日,《中共中央办公厅 国务院办公厅关于进一步加强财会监督工作的意见》;2012年11月29日,《财政部关于印发〈行政事业单位内部控制规范(试行)〉的通知》(财会〔2012〕21号);2015年12月21日,《财政部关于全面推进行政事业单位内部控制建设的指导意见》(财会〔2015〕24号);2020年12月21日,《国家卫生健康委 国家中医药局关于加强公立医院运营管理的指导意见》(国卫财务发〔2020〕27号);2020年12月31日,《国家卫生健康委 国家中医药管理局关于印发公立医院内部控制管理办法的通知》(国卫财务发〔2020〕31号);2023年12月18日,《财政部 国家卫生健康委 国家医保局 国家中医药局关于印发〈关于进一步加强公立医院内部控制建设的指导意见〉的通知》(财会〔2023〕31号)等文件要求公立医院推进内部控制建设工作。医疗机构具有鲜明的行业特色，特别是公立医院作为非营利性事业单位，业务活动复杂，资金规模大，亟须深入推进内部控制建设工作，增强内部控制意识，规范内部经济和业务活动，强化内部权力运行制约。

二是公立医院高质量发展的自身需求。近年来，随着深化医药卫生体制改革，建立现代医院管理制度、考核三级公立医院绩效、取消药品耗材加成构建新的运行补偿机制等，都对公立医院规范化、精细化管理提出了更高要求，公立医院需要通过制定制度、实施措施、优化执行程序，进一步强化内部控制，有效防范风险，保证医院资产资金安全，提高资源配置和使用效益，建立起维护公益性、调动积极性、保障可持续运行的新机制。

问题3 ////

公立医院内部控制目标任务及实施要求是什么

公立医院内部控制应当以规范经济活动及相关业务活动有序开展为主线，以国家现行法规和单位内部制度规定为依据，以信息化为支撑，突出规范重点领域、重要事项、关键岗位的流程管控和制约机制，建立与本行业和本单位治理体系和治理能力相适应的，权责一致、制衡有效、运行顺畅、执行有力的内部控制体系，达到规范内部权力运行，促进依法依规办事，推进廉政建设；保障资金资产安全和使用有效，提高资源配置和使用效益，保障事业发展的目标。财政部、国家卫生健康委等部门计划到2025年底，建立健全权责清晰、制衡有力、运行有效、监督到位的内部控制体系，强化财经纪律刚性约束，合理保证公立医院经济活动及相关业务活动合法合规、资产安全和使用有效、财务信息真实完整，有效防范舞弊和预防腐败，提高资源配置和使用效益。公立医院内部控制建设应当按照习近平总书记的要求，将目标导向与问题导向相结合，既要处理和解决眼前的矛盾和问题，又要有明确的奋斗目标并为之不懈地努力。

问题4

公立医院内部控制包括哪些内容，
职责分工是怎样的

《公立医院内部控制管理办法》（国卫财务发〔2020〕31号文件印发）明确，公立医院内部控制主要包括风险评估、内部控制建设、内部控制报告、内部控制评价四部分内容，工作分工参见图1-1。

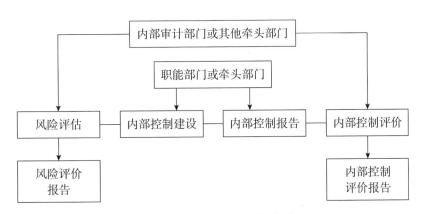

图1-1 公立医院内部控制工作分工

医院党委在内部控制建设中发挥领导作用；主要负责人是内部控制建设的首要责任人，对内部控制的建立健全和有效实施负责。医院领导班子其他成员要抓好各自分管领域的内部控制建设工作。医院应当设立内部控制领导小组，主要负责人任组长；医院应当明确本单位内部控制建设职能部门或确定牵头部门；医院内部审计部门或确定的其他部门牵头负责本单位风险评估和内部控制评价工作；医院内部各部门（含科室）是本部门内部控制建设和实施的责任主体，部门负责人对本部门内部控制建设和实施的有效性负责。

不难看出，对于公立医院来说，内部控制人人有责，是一项全员参与的活动，只有每个人、每个岗位的工作都按要求做好了、做到位，实现了有效的控制，全院的工作才能做好。同时，应对相关业务和事项进行梳理，确定主要风险、关键环节和关键控制点，制定相应的控制措施，平衡好控制的成本与效率、效益关系，实现内部控制的持续改进。

内部控制风险评估工作包括哪些内容，应当重点关注什么

公立医院内部控制所称风险评估，是指医院全面、系统和客观地识别、分析本单位经济活动及相关业务活动存在的风险，确定相应的风险承受度及风险应对策略的过程。

现行制度规定，医院每年应至少进行一次风险评估工作，单位层面的风险评估应当重点关注"五个机制"建设情况，即内部控制组织建设、内部控制机制建设、内部控制制度建设、内部控制队伍建设以及内部控制流程建设。具体来说：内部控制组织建设情况包括是否建立领导小组，是否确定内部控制职能部门或牵头部门；是否建立部门间的内部控制沟通协调和联动机制等。内部控制机制建设情况包括经济活动的决策、执行、监督是否实现有效分离；权责是否对等；是否建立健全议事决策机制、岗位责任制、内部监督等机制。内部控制制度建设情况包括内部管理制度是否健全，内部管理制度是否体现内部控制要求，相关制

度是否有效执行等。内部控制队伍建设情况包括关键岗位人员是否具备相应的资格和能力；是否建立相关工作人员评价、轮岗等机制；是否组织内部控制相关培训等。内部控制流程建设情况包括是否建立经济活动及相关业务活动的内部控制流程；是否将科学、规范、有效的内部控制流程嵌入相关信息化系统；内部控制方法的应用是否完整有效等。业务层面的风险评估应当重点关注十二大业务，即预算管理、收支管理、政府采购管理、资产管理、建设项目管理、合同管理、医疗业务管理、科研项目和临床试验项目管理、教学管理、互联网诊疗管理、医联体管理、信息系统管理等。笔者认为，公立医院的风险评估还应融入日常的管理工作，凡是日常工作中发现的问题，都应查找一下内部控制是否存在缺陷并及时修补。

公立医院内部控制建设的主要内容是什么

《公立医院内部控制管理办法》（国卫财务发〔2020〕31号文件印发）提出，医院内部控制建设包含两个层面：单位层面和业务层面。单位层面内部控制建设主要包括单位决策机制、内部管理机构设置及职责分工、决策和执行的制衡机制，内部管理制度的健全，关键岗位管理和信息化建设等。业务层面的内部控制建设主要包括预算业务、收支业务、采购业务、资产业务、基本建设业务、合同业务、医疗业务、科研业务、教学业务、互联网医疗业务、医联体业务、信息化建设业务等12项具体内容。

如何看待单位层面的内部控制建设和业务层面的内部控制建设，实务中如何操作

《行政事业单位内部控制规范（试行）》（财会〔2012〕21号文件印发）和《公立医院内部控制管理办法》（国卫财务发〔2020〕31号文件印发）都提到单位层面和业务层面的内部控制建设。《公立医院内部控制管理办法》提出，单位层面内部控制建设主要包括单位决策机制、内部管理机构设置及职责分工、决策和执行的制衡机制，内部管理制度的健全，关键岗位管理和信息化建设等。业务层面的内部控制建设包括预算业务内部控制、收支业务内部控制、采购业务内部控制、资产业务内部控制、基本建设业务内部控制、合同业务内部控制、医疗业务内部控制、科研业务内部控制、教学业务内部控制、互联网医疗业务内部控制、医联体业务内部控制、信息化建设业务内部控制等12个方面，是由《行政事业单位内部控制规范（试行）》提出的预算业务控制、收支业务控制、政府采购业务控制、资产控制、建设项目控制、合同控制等

6个方面，结合公立医院的实际情况扩展、补充而来的。

笔者认为，业务层面的内部控制，一定意义上来说也是单位层面的内部控制。在内部控制建设实务中，仅需要区分单位层面内部控制（包括业务层面内部控制）和部门层面内部控制，单位层面内部控制建设可以指定某个综合部门作为牵头部门，牵头部门的工作是牵头而不是包办，也不可能包办，还需要按照建设内容分工完成。院级层面指定一位院领导牵头协调，具体督促推进，因为"一把手"虽是第一责任人，但不可能具体负责。建设过程中涉及制度修改完善，明确部门职责的，原则上由院党委会或院长办公会集体研究决定。内部各部门按照《关于进一步加强公立医院内部控制建设的指导意见》（财会〔2023〕31号文件印发）"明确公立医院内部各部门是本部门内部控制建设和实施的责任主体，部门负责人对本部门的内部控制有效性负责"的规定，对于需要修改完善部门内部制度（不涉及其他部门）以及调整内部各岗位职责的，由部门草拟意见报分管院领导审定。

问题8

内部控制评价工作的含义、
实施主体及内容是什么，实务中有哪些困惑

公立医院内部控制评价是指医院内部审计部门或确定的牵头部门对本单位内部控制建立和实施的有效性进行评价，出具评价报告的过程。内部控制评价工作的实施主体可以是公立医院，即自行组织由内部审计部门或确定的牵头部门开展，也可以是第三方机构，即委托具备资质的第三方机构实施。已提供内部控制建设服务的第三方机构不得同时提供内部控制评价服务。医院内部控制评价工作的内容，主要针对内部控制设计和内部控制运行有效性进行评价。

笔者认为，公立医院内部控制评价无论是由内部审计部门，还是由医院确定的牵头部门或委托具备资质的第三方机构实施都很难做，因为内部控制本身就是一个个性化的产物，很难有一个统一的评价标准。无论是内部审计部门，还是由医院确定的牵头部门，作为医院内设机构，如果对医院内部控制给予的评价太低，医院很难将结果上报。

而第三方机构为了客户的利益或为了维持和保住客户也很难做出客观的评价，即使被评价单位内部控制不是太好也不会给予太低评价，最终导致评价工作成了走过场。

内部控制建设由什么样的院领导牵头抓落实更合适

内部控制建设坚持党的领导，是我们国家的性质和中国共产党作为执政党的地位决定的。充分发挥党的领导的政治优势，把党的领导落实到公立医院内部控制建立、实施与评价监督的全过程，确保党中央、国务院重大决策部署有效贯彻落实，这主要体现在内部控制建设的重大事项由党委决定，公立医院应当坚持公益性。公立医院党委主要负责人作为医院整体内部控制建设与实施的第一责任人，应重视和支持内部控制建设，但不可能要求内部控制建设的具体事务都由主要负责人亲自抓。

公立医院的高层领导者大多都是医疗专业出身，有的还出门诊、做手术，有教学和科研任务，时间和精力有限，对于财务管理、运营管理、内部控制等尤其是涉及经济活动的管理，往往不具有专业性优势，或者说经济管理专业胜任能力有限。因此，不要把医院的内部控制建设与医院的运营管理、财务管理等搞成"两张皮"、甚至是"几张皮"，更不能各自为政。应当形成合力，建议由总会计师或者有财务背景的院领导牵头抓具体落实。也是因为内部控制建设的一个非常重要的基础或者重要的组成部分是会计控制，内部控制的目标之一就是合理保证公立医院经济活动及相关业务活动合法合规，这些都是总会计师的长项。

此外，《国家卫生健康委 国家中医药局关于加强公立医院运营管理的指导意见》（国卫财务发〔2020〕27号）规定："医院主要负责人全面负责医院运营管理工作，总会计师协助做好具体工作，各分管院领导对具体工作分工负责"。类似的工作由一个人统管，有利于提高效率，避免相互扯皮。

问题 10 /////

什么样的职能部门
适合作为内部控制建设的牵头部门

《财政部 国家卫生健康委 国家医保局 国家中医药局关于印发〈关于进一步加强公立医院内部控制建设的指导意见〉的通知》（财会〔2023〕31号）指出："鼓励公立医院综合职能部门作为内部控制建设的牵头部门，鼓励公立医院内部审计部门或指定的相关部门对内部控制建立和实施情况进行监督评价"。笔者认为，医院综合职能部门中，包括办公室（党委办公室、院长办公室）、财务处、审计处、运营管理处、纪检室等，相对来说财务处、审计处更具专业优势，如果设有运营管理处且有财务背景的人员，则运营管理处也适合作为牵头部门。审计处作为内部审计部门对内部控制建立和实施情况进行监督评价，是不是就不可以作为内部控制建设的牵头部门？笔者认为这不是绝对的。财务部门作为内部控制建设的牵头部门相对来说具有专业上的优势，但一般来说财务部门大多要承担较多的事务性工作，如果财务部门承担不了或者由于其他原因不适合作为内部控制建设的牵头部门，也没有类似运营部门可以承担内部控制建设的牵头工作，笔者认为这种情况下审计处也可以作为牵头部门，这种牵头工作与审计处对内部控制建立和实施情况进行监督评价没有大的实质性冲突。

推进内部控制建设，如何发挥第三方机构的作用

《财政部 国家卫生健康委 国家医保局 国家中医药局关于印发〈关于进一步加强公立医院内部控制建设的指导意见〉的通知》（财会〔2023〕31号）指出，鼓励有条件的公立医院聘请具有胜任能力的第三方机构开展风险评估工作，鼓励有条件的公立医院委托第三方机构对内部控制进行评价。第三方机构能够做的工作有两项：一是风险评估，二是内部控制评价。评估和评价的关键还在于第三方机构的专业胜任能力和业务水平，否则评估和评价都会流于形式。对于公立医院来说，发挥第三方专业机构的专业和专家优势是必要的，但第三方机构的工作也有一定的局限性，对被评估、评价的公立医院情况的了解受时间、空间等限制，因此要避免第三方机构脱离医院实际另搞一套内部控制制度体系、操作规程。内部控制实施过程中公立医院自身有许多工作要做，要将第三方机构的专业、专家优势转化为医院提升内部控制的推动力量。"师傅领进门，修行靠个人；要练惊人艺，须下苦功夫。"聘请第三机

构只是借力，推动内部的变革从根本上还得靠内力，公立医院切不可当"甩手掌柜"。内部控制体系的关键在于实施，有效地实施才能发挥出内部控制体系应有的管理效益。而实施的过程就是一次自我革命，需要改变过去的惯性思维、旧的传统做法，并在实施过程中不断完善内部控制体系。

问题12

公立医院内部控制方法有哪些，如何运用

《行政事业单位内部控制规范（试行）》（财会〔2012〕21号文件印发）对行政事业单位内部控制的通用办法进行了规定，提出内部控制的控制方法一般包括：不相容岗位相互分离、内部授权审批控制、归口管理、预算控制、财产保护控制、会计控制、单据控制、信息内部公开8种方法。就公立医院而言，还需要结合公立医院的特点加以运用，并根据外部环境变化等因素，扩展新的内部控制方法；就某项具体事项的内部控制而言，可以是一种方法或者多种方法并用。这些方法如何运用、运用在何处，也需要进行制度化规定。8种内部控制方法具体如下。

一、不相容岗位相互分离

合理设置内部控制关键岗位，明确划分职责权限，实施相应的分离措施，形成相互制约、相互监督的工作机制。不相容岗位是相对的，不

是绝对的。理论上来说，单位的经济业务活动通常可以划分为授权、签发、核准、执行和记录五个步骤。如果上述每一步都有相对独立的人员或部门分别实施或执行，就能够保证不相容职务的分离，从而便于内部控制作用的发挥。但从降低成本、提高效率的角度，又需要减少人员和程序，我们强调对每一项业务不能完全由一人经办，但也不是说设置的岗位和人员越多越好。例如，出纳和会计要分离，如货币资金的收付和控制货币资金收支的专用印章不得由一个人兼管，出纳人员应与货币资金的稽核人员、会计档案保管人员相分离，负责货币资金收付的人员应与负责现金清查盘点的人员和负责与银行对账的人员相分离。授权进行某项经济业务和执行该项业务的职务要分离，如有权决定或审批材料采购的人员不能同时兼任采购员职务。如医院个别科室自行采购该科室使用的试剂、耗材，不符合归口管理和不相容岗位分离的原则，至于一些特殊情况，经过授权也不是绝对不可以。当然分离不是一成不变的，而是随着控制环境的变化，原来的不相容岗位现在可能因为有了新的牵制手段或路径而变得可以相容了，如手工记账条件下，要求记录明细账和记录总账的职务要分离，登记日记账和登记总账的职务要分离，但在计算机记账的环境下就不存在了。

二、内部授权审批控制

明确各岗位办理业务和事项的权限范围、审批程序和相关责任，建立重大事项集体决策和会签制度。相关工作人员应当在授权范围内行使职权、办理业务。超出授权范围的，即属于违规行为，应当被禁止，一旦发生应当受到处罚。

三、归口管理

根据本单位实际情况，按照权责对等的原则，采取成立联合工作小组并确定牵头部门或牵头人员等方式，对有关经济活动实行统一管理。归口管理是为了明确部门职责分工，提高工作效率，防止多头管理和管理失控。

四、预算控制

强化对经济活动的预算约束，使预算管理贯穿于单位经济活动的全过程。按照"先有预算，后有支出，无预算不支出"的原则进行预算控制。实际执行中既要强化预算的刚性约束，又要处理好计划外支出的预算追加和程序管控。

五、财产保护控制

建立资产日常管理制度和定期清查机制，采取资产记录、实物保管、定期盘点、账实核对等措施，确保资产安全完整。

六、会计控制

建立健全本单位财会管理制度，加强会计机构建设，提高会计人员业务水平，强化会计人员岗位责任制，规范会计基础工作，加强会计档案管理，明确会计凭证、会计账簿和财务会计报告处理程序。

七、单据控制

要求单位根据国家有关规定和单位的经济活动业务流程，在内部管理制度中明确界定各项经济活动所涉及的表单和票据，要求相关工作人员按照规定填制、审核、归档、保管单据。

八、信息内部公开

建立健全经济活动相关信息内部公开制度，根据国家有关规定和单位的实际情况，确定信息内部公开的内容、范围、方式和程序。

问题13

如何看待内部控制建设的"五化"和"八化"

"五化"是《财政部 国家卫生健康委 国家医保局 国家中医药局关于印发〈关于进一步加强公立医院内部控制建设的指导意见〉的通知》(财会〔2023〕31号)提出来的,即管理制度化、制度流程化、流程表单化、表单信息化、信息智能化。

有专家提出"八化",即管理制度化、制度流程化、流程岗位化、岗位职责化、职责表单化、表单信息化、信息数字化、数字智能化。"管理制度化"容易理解和接受,即用制度来管人管事。后面的"四化""七化"如何实施、准确内涵是什么,值得探讨。笔者认为,实际上都是执行制度的问题,怎样保证制度的有效执行是根本,而不是为"化"而"化",不能为"化"增加管理的工作量和实施难度,岗位职责本身也可以理解是制度,是管理人的制度,明确每个岗位、每个员工的职责,严格履行职责,是实现工作目标和质量的重要保证。管理制度内容很多,真正需要流程化的只是一部分,在制度中就应当明确工作流程或审批流程，这样才能提高效率。需要走流程的大多可以设计成表单，也可以通过信息化实现线上操作；在信息化中有明确限额的，可以通过设计实现智能化的控制，如超过预算限额不能再申请预算支出等。能通过信息化、智能化解决内部控制问题，当然是大家都希望的。无论是"五化"还是"八化"，关键是能否让大家树立制度意识、规矩意识，能否使制度和要求更容易被大家接受，易于操作、取得实际效果才是根本。

问题14

如何理解
目标管理和流程管理都是内部控制的重要手段

有专家提出内部控制本质上是流程管理，笔者对此持有不同的看法，我们不妨从内部控制的定义来看。《行政事业单位内部控制规范（试行）》（财会〔2012〕21号文件印发）明确："本规范所称内部控制，是指单位为实现控制目标，通过制定制度、实施措施和执行程序，对经济活动的风险进行防范和管控。"《公立医院内部控制管理办法》（国卫财务发〔2020〕31号文件印发）明确："本办法所称的内部控制，是指在坚持公益性原则的前提下，为了实现合法合规、风险可控、高质高效和可持续发展的运营目标，医院内部建立的一种相互制约、相互监督的业务组织形式和职责分工制度；是通过制定制度、实施措施和执行程序，对经济活动及相关业务活动的运营风险进行有效防范和管控的一系列方法和手段的总称。"内部控制是有目标的，所以需要进行目标管理。例如，要做到账实相符，这是资产管理的目标，也是财务管理和内部控制的目标。当然，内部控制也需要流程管理，经常需要梳理业务流程，让控制落实到需要管控的具体环节，研究和挖掘内部潜力，让流程更顺畅、更科学、更合理，通过信息化、智能化等手段，提高运营效率、效益，实现既能够有效、合理地控制，又能够提高工作效率、降低人力成本。两者并不矛盾，而应当相互促进，共同发挥作用。不能把目标管理简单地等同于"能人"治理，不按制度规则办事。

问题 15

如何理解内部控制与信息化、智能化的关系

《财政部 国家卫生健康委 国家医保局 国家中医药局关于印发〈关于进一步加强公立医院内部控制建设的指导意见〉的通知》（财会〔2023〕31号）指出：应充分利用信息化技术手段，加强公立医院内部控制建设，落实管理制度化、制度流程化、流程表单化、表单信息化、信息智能化的建设要求。推进内部控制建设融入公立医院信息化建设，将岗位职责、业务标准、制度流程、控制措施以及数据需求嵌入医院信息系统，通过信息化的方式进行固化，确保各项业务活动可控制、可追溯，有效减少人为违规操纵。内部控制需要通过信息化、智能化手段去实现，逐步实现内部控制的"人控"变"机控"。但我们也应当看到，在很多方面，信息技术和计算机智能化还存在一定的局限性，在现阶段需要"人控"的还得"人控"。既不能忽视信息化、智能化的作用，也不能夸大信息化、智能化的作用，或者将应该由"人控"的工作，借此推脱给信息化、智能化。

如何防范内部控制"空转"

首先，防范内部控制的"空转"，关键在领导，特别是"一把手"。如果"一把手"凌驾于内部控制机制的制度之上，内部控制、内部制度形同虚设，则"空转"在所难免。其次，应严格按规定的制度、机制、程序实施内部控制，杜绝"空转"。如果类似的问题屡审屡犯，说明内部控制没有被建立起来，或者没有得到有效运行，或者在"空转"。最后，要及时解决内部控制运行和实施过程中出现的问题。内部控制不是越多越好、越严越好，而是应该在风险管控与效率效益、成本费用之间找到合适的平衡，并在运行和实施中逐步完善。

问题 17 ////

如何理解内部控制的局限性与内部控制的不断完善

　　尽管我们一再强调内部控制的重要性，认为内部控制是提高整个公立医院运营效率、效果、效益的重要手段，是提升公立医院合法合规性、防范廉政风险的有效途径。但内部控制和其他管理体系一样也是有局限性的，这主要受制于内外部环境的发展变化、人们的认知能力以及资源限制等各种因素，因此内部控制实际上提供的是合理保证，像其他的管理手段一样，而不是绝对保证，也无法提供绝对保证。

　　我们所说的内部控制只能管到内部，是因为外部环境的不确定性是内部控制无法管理的。《财政部　国家卫生健康委　国家医保局　国家中医药局关于印发〈关于进一步加强公立医院内部控制建设的指导意见〉的通知》（财会〔2023〕31号）要求坚持动态适应，公立医院内部控制建设应当符合国家有关规定和公立医院的实际情况，并随着外部环境的变化、公立医院经济活动及相关业务活动的调整和管理要求的提高，不断优化完善，适应新时代新环境新变化的需求。针对外部环境的不确定性，往往需要通过风险管理的策略来实现。这也是产生风险管理很重要的原因，除了外部不确定性的影响，建立的内部控制能否达到控制的效果也不一定。设计好的内部控制，还需要得到执行或者要执行到位。内部控制必须有组织保障和绩效考核，有尽责的人员去实施，并通过绩效考核保证实施到位。否则，再完善的内部控制也会因为不执行而失效。此外，还有"一把手"的问题。也就是说，有时内部控制失效的一个很重要的原因是"一把手"凌驾于内部控制之上，大量的违法违纪案例也说明了这一点。另外，如果是有意而为之，不执行内部控制制度、流程，也会使内部控制流于形式。再者，本来不相容的岗位相互融合了，原有的相互牵制没有了，也会导致内部控制失效，这些也是内部控制无法左右的。当然，从内部控制的角度来看，出现决策失败时应当反思决策机制是否有问题，是否需要从内部控制方面进行完善。

内部控制还涉及成本问题，有时我们会发现，出于成本的考虑，本来应该采取严格控制措施的事项由于成本较大，可能就选择了成本较小的控制方式和方法。还有因为决策时的判断失误，而人为导致的决策失败。当然，内部的执行人也可能由于人员素质的问题而导致内部控制失效。此外，整个内部控制一般都是针对常规的、重复发生的业务所设置的，而针对那些不经常发生或者没有预计到的业务，原来的控制就不适用。

因此内部控制不是万能的，但没有内部控制又是万万不能的。内部控制建设只有起点没有终点，永远在路上；内部控制建设是正在进行时，没有完成时。内部控制是不断推进的过程，只有通过不断推进，才能实现内部控制能力和水平的螺旋式上升。公立医院应当从大量的内部控制失败的案例中吸取教训，加强内部控制建设，完善内部控制体制机制，把完善和强化内部控制变成内存需求，而不是被迫为之或为了应付检查而为之。

问题 18 ////

如何理解从政策法规落实和内部制度完善入手，推进内部控制建设，实现内部控制目标

　　进一步加强公立医院内部控制建设并不意味着一定要脱离医院现有的组织架构，另设一个部门搞一套新的组织架构、一套内部控制制度。现在的公立医院基本都已建立了一套自己的内部管理制度体系，即使是新成立不久的医院，也会借鉴其他医院的制度建立和运行一套自己的制度，尽管制度可能还很不完善或者虽然有了制度但并没有得到认真执行或者执行的还不到位。公立医院应当按照现代医院管理的要求，结合自身实际不断完善自己的内部制度。现代医院内部制度体系参见表 1-1。

表1-1　现代医院内部制度体系

体系层次	制度类别	主要内容	制定、修改、审查批准权限	备　注
章程		医院章程应包括医院性质、办医宗旨、功能定位、办医方向、管理体制、经费来源、组织结构、决策机制、管理制度、监督机制、文化建设、党的建设、群团建设，以及举办主体、医院、职工的权利义务等内容。	举办主体和/或上级主管部门	《国家卫生健康委办公厅关于印发公立医院章程范本的通知》（国卫办医函〔2019〕871号）
院级制度	决策机制	包括院领导分工、内设部门职责与分工，院党委会、院长办公会议事规则，医疗质量安全管理、药事管理等专业委员会工作制度等。	党委会、院长办公会	
	民主管理制度	包括职工代表大会制度、院务公开制度等。		
	医疗质量安全管理制度	包括医疗质量管理与控制工作制度、医疗质量安全核心制度、医院感染管理制度、医疗质量内部公示制度等。		医疗质量安全核心制度共18项，见《国家卫生健康委员会关于印发医疗质量安全核心制度要点的通知》（国卫医发〔2018〕8号）

体系层次	制度类别	主要内容	制定、修改、审查批准权限	备 注
院级制度	人力资源管理制度	包括人员聘用管理、岗位管理、职称管理、执业医师管理、护理人员管理、收入分配管理等制度。	党委会、院长办公会	
	财务资产管理制度			
	绩效考核制度			
	人才培养、培训管理制度			
	科研管理制度			
	后勤管理制度			
	信息管理制度			
	其他			
部门制度		包括部门内部岗位职责、工作分工,部门内部规章制度(不涉及其他部门)等。	分管院领导	

　　为了推进公立医院内部控制建设,首要任务是国家层面政策法规的落实落地,特别是国家层面的一些强制性规定。其次是针对落实国家层面政策法规,需要医院细化落实的制度措施以及医院自身内部管理、内部控制需要的制度建立及其落实。后面两类属于医院内部制度。再次是通过职责落实,实现内部控制。这是实现内部控制的关键环节。政策法规落地落实和医院内部制度的执行都需要人去做,需要落实到部门,再

由各部门落实到岗位、落实到人。对部门和每个岗位、每个职工都要严格考核，保证职责的落实，形成闭环管理。通过监督检查和绩效考核，保证政策法规落地和内部制度的执行效果。内部控制建设是一个渐进的过程，需要在运行中不断完善。完善制度机制除了集中治理，通过内部的或第三方风险评估和内部控制评价发现问题、提出改进和完善的意见及建议外，融入日常管理工作之中的措施也非常重要，发现问题的，应倒查内部控制是否存在缺陷，并及时进行完善。上述工作流程参见图1-2。

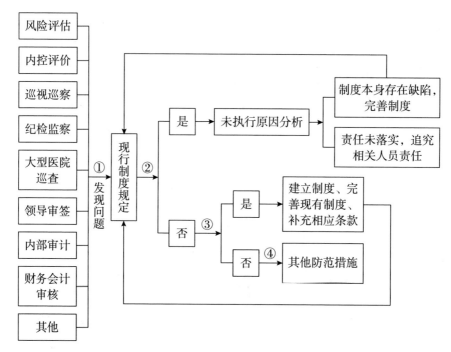

①将问题反馈至内控领导小组、分管院领导。
②与现行制度规定进行比对，看是否有制定规定。
③是否需要建立制度。
④如属于偶发事件、审核环节大意，可通过提请审核环节注意等措施解决。

图1-2　工作流程

第二部分
内部控制关注的重点
与重点业务、高风险领域的
内部控制措施

内部控制风险评估关注的重点

一、单位层面

详见表2-1。

表2-1　内部控制风险评估单位层面关注重点

分　类	关注的重点
内部控制组织 建设情况	是否建立领导小组，是否确定内部控制职能部门或牵头部门； 是否建立部门间的内部控制沟通协调和联动机制等。
内部控制机制 建设情况	经济活动的决策、执行、监督是否实现有效分离； 权责是否对等； 是否建立健全议事决策机制、岗位责任制、内部监督等机制。
内部控制制度 建设情况	内部管理制度是否健全，内部管理制度是否体现内部控制要求， 相关制度是否有效执行等。
内部控制队伍 建设情况	关键岗位人员是否具备相应的资格和能力； 是否建立相关工作人员评价、轮岗等机制； 是否组织内部控制相关培训等。

分　类	关注的重点
内部控制流程 建设情况	是否建立经济活动及相关业务活动的内部控制流程； 是否将科学规范有效的内部控制流程嵌入相关信息化系统； 内部控制方法的应用是否完整有效等。

二、业务层面

详见表2-2。

表2-2　内部控制风险评估业务层面关注重点

分　类	关注的重点
预算管理情况	在预算编制过程中医院内部各部门之间沟通协调是否充分； 预算编制是否符合本单位战略目标和年度工作计划； 预算编制与资产配置是否相结合、与具体工作是否相对应； 是否按照批复的额度和开支范围执行预算，进度是否合理，是否存在无预算、超预算支出等问题； 决算编报是否真实、完整、准确、及时等。
收支管理情况	收入来源是否合法合规，是否符合价格和收费管理相关规定，是否实现归口管理，是否按照规定及时提供有关凭据，是否按照规定保管和使用印章、票据等； 发生支出事项时是否按照规定程序审核审批，是否审核各类凭据的真实性、合法性，是否存在使用虚假票据套取资金的情形等。
政府采购管理情况	是否实现政府采购业务归口管理； 是否按照预算和计划组织政府采购业务； 是否按照规定组织政府采购活动和执行验收程序； 是否按照规定保管政府采购业务相关档案等。

分　类	关注的重点
资产管理情况	是否实现资产归口管理并明确使用责任； 是否定期对资产进行清查盘点，对账实不符的情况是否及时处理； 是否按照规定处置资产等。
建设项目管理情况	是否实行建设项目归口管理； 是否按照概算投资实施基本建设项目； 是否严格履行审核审批程序； 是否建立有效的招投标控制机制； 是否存在截留、挤占、挪用、套取建设项目资金的情形； 是否按照规定保存建设项目相关档案并及时办理移交手续等。
合同管理情况	是否实现合同归口管理； 是否建立并执行合同签订的审核机制； 是否明确应当签订合同的经济活动范围和条件； 是否有效监控合同履行情况，是否建立合同纠纷协调机制等。
医疗业务管理情况	是否执行临床诊疗规范； 是否建立合理检查、合理用药管控机制； 是否建立按规定引进和使用药品、耗材、医疗设备的规则； 是否落实医疗服务项目规范； 是否定期检查与强制性医疗安全卫生健康标准的相符性； 是否对存在问题及时整改等。
科研项目和临床试验项目管理情况	是否实现科研或临床试验项目归口管理； 是否建立项目立项管理程序，项目立项论证是否充分； 是否按照批复的预算和合同约定使用科研或临床试验资金； 是否采取有效措施保护技术成果； 是否建立科研档案管理规定等。
教学管理情况	是否实现教学业务归口管理； 是否制定教学相关管理制度； 是否按批复预算使用教学资金，是否专款专用等。

分　类	关注的重点
互联网诊疗管理情况	是否实现互联网诊疗业务归口管理； 是否取得互联网诊疗业务准入资格； 开展的互联网诊疗项目是否经有关部门核准； 是否建立信息安全管理制度； 电子病历及处方等是否符合相关规定等。
医联体管理情况	是否实现医联体业务归口管理； 是否明确内部责任分工； 是否建立内部协调协作机制等。
信息系统管理情况	是否实现信息化建设归口管理； 是否制定信息系统建设总体规划； 是否符合信息化建设相关标准规范； 是否将内部控制流程和要求嵌入信息系统，是否实现各主要信息系统之间的互联互通、信息共享和业务协同； 是否采取有效措施强化信息系统安全等。

内部控制评价关注的重点

详见表2-3。

表2-3 内部控制评价关注的重点

分 类	关注的重点	备 注
内部控制建设有效性	内部控制的设计是否符合《行政事业单位内部控制规范（试行）》等规定要求；是否覆盖本单位经济活动及相关业务活动、是否涵盖所有内部控制关键岗位、关键部门及相关工作人员和工作任务；是否对重要经济活动及其重大风险给予足够关注，并建立相应的控制措施；是否重点关注关键部门和岗位、重大政策落实、重点专项执行和高风险领域；是否根据国家相关政策、单位经济活动的调整和自身条件的变化，适时调整内部控制的关键控制点和控制措施。	内部控制设计除了符合关注的重点要求，还要结合本单位的实际设计内部制度体制机制，并根据发现的问题，按照问题导向的原则，不断修改完善。

分　类	关注的重点	备　注
内部控制运行有效性	各项经济活动及相关业务活动在评价期内是否按照规定得到持续、一致的执行；内部控制机制、内部管理制度、岗位责任制、内部控制措施是否得到有效执行；执行业务控制的相关人员是否具备必要的权限、资格和能力；相关内部控制是否有效防范了重大差错和重大风险的发生。	内部控制运行的有效性以及能否有效防范重大差错和重大风险的发生，关键在于内部控制制度的执行和机制发挥有效的作用。

清单3

重点业务及高风险领域的内部控制措施

详见表2-4。

表2-4 重点业务及高风险领域的内部控制措施

分 类	财会〔2023〕31号文件	国卫财务发〔2020〕31号文件
预算管理	加强预算管理，强化预算刚性约束，建立预算执行、分析和改进机制，加强预算调整审批控制，坚持"无预算不支出"原则，落实全过程预算绩效管理。	（一）建立健全预算管理制度，涵盖预算编制、审批、执行、调整、决算和绩效评价等内容。 （二）明确预算管理委员会、预算牵头部门、预算归口管理部门和预算执行部门的职责，分级设立预算业务审批权限，履行审批程序，重大事项需要集体决策。 （三）合理设置预算业务关键岗位，配备关键岗位人员，明确岗位的职责权限，确保经济业务活动的预算编制与预算审批，预算审批与预算执行，预算执行与预算考核，决算编制与审核，决算审核与审批，财务报告的编制、审核与审批等不相容岗位相互分离。

分　类	财会〔2023〕31号文件	国卫财务发〔2020〕31号文件
预算管理		（四）建立预算编制、审批、执行、调整、决算的分析考核工作流程及业务规范；加强预算论证、编制、审批、下达、执行等关键环节的管控。 （五）强化对医疗、教学、科研、预防、基本建设等活动的预算约束，使预算管理贯穿医院业务活动全过程。强化预算绩效管理，建立"预算编制有目标、预算执行有监控、预算完成有评价、评价结果有反馈、反馈结果有应用"的全过程预算绩效管理机制。
收支管理	健全收支管理，依法依规组织各类收入，规范各类支出的审批流程，明确资金流向和使用范围，确保不相容岗位职责分离与授权审批，进一步明确收入管理、票据管理、支出管理、公务卡管理、医疗费用管理的控制点，严控"三公"经费支出。	（一）建立健全收入、支出业务管理制度。收入管理制度应当涵盖价格确定、价格执行、票据管理、款项收缴、收入核算等内容；支出管理制度应当涵盖预算与计划、支出范围与标准确定、审批权限与审批流程、支出核算等内容。 （二）医院收入、支出业务活动应当实行归口管理。明确各类收入的归口管理部门及职责，各项收入必须纳入医院统一核算，统一管理，严禁设立账外账；支出业务应当实行分类管理，明确各类业务事项的归口管理部门及职责；设立收入、支出业务的分类审批权限，履行审批程序，重大经济活动及大额资金支付须经集体决策。 （三）合理设置收入、支出业务关键岗位，配备关键岗位人员，明确其职责权限，确保医疗服务价格的确认和执行、收入款项的收取与会计核算、支出事项申请与审批、支出事项审批与付款、付款审批与付款执行、业务经办与会计核算等不相容岗位相互分离。

分 类	财会〔2023〕31号文件	国卫财务发〔2020〕31号文件
收支管理		（四）规范收入管理、票据管理、支出管理、公务卡管理等业务工作流程，加强医疗服务价格管理、医疗收费、退费、结算、票据、支出业务审核、款项支付等重点环节的控制。 （五）医院应当依法组织各类收入。严格执行诊疗规范、价格政策和医保政策，定期核查医疗行为规范及物价收费的相符性；定期核查收入合同的履行情况；加强票据管理，建立票据台账，专人管理。 （六）医院应当严格支出管理。明确经济活动各项支出标准和范围，规范报销流程，加强支出审核和支付控制；实行国库集中支付的，应当按照财政管理制度有关规定执行。 （七）医院应当建立债务管理制度。实行事前论证和集体决策，定期与债权人核对债务余额；医院应当严格控制债务规模，防范风险。 （八）医院应当加强成本管理，推进成本核算，开展成本分析，真实反映医院成本状况；加强成本管控，优化资源配置，夯实绩效管理基础，提升单位内部管理水平。
采购管理	加强采购管理，严格落实国家药品和医用耗材采购政策，明确职责划分与归口管理，确定药品、医用耗材、仪器设备、科研试剂等品类多、金额大的物资和设备，以及信息系统、委托（购买）服务、工程物资等采购过程中的关键管控环节和控制措施。	（一）建立健全采购管理制度，坚持质量优先、价格合理、阳光操作、严格监管的原则，涵盖采购预算与计划、需求申请与审批、过程管理、验收入库等方面的内容。 （二）采购业务活动应当实行归口管理，明确归口管理部门和职责，明确各类采购业务的审批权限，履行审批程序，建立采购、资产、医务、医保、财务、内部审计、纪检监察等部门的相互协调和监督制约机制。

分　类	财会〔2023〕31号文件	国卫财务发〔2020〕31号文件
采购管理		（三）合理设置采购业务关键岗位，配备关键岗位人员，明确岗位职责权限，确保采购预算编制与审定、采购需求制定与内部审批、招标文件准备与复核、合同签订与验收、采购验收与保管、付款审批与付款执行、采购执行与监督检查等不相容岗位相互分离。 （四）医院应当优化采购业务申请、采购文件内部审核、采购组织形式确定、采购方式确定及变更、采购验收、采购资料记录管理、采购信息统计分析等业务工作流程及规范，并加强上述业务工作重点环节的控制。 （五）医院应当严格遵守政府采购及药品、耗材和医疗设备等集中采购规定。政府采购项目应当按照规定选择采购方式，执行政府集中采购目录及标准，加强政府采购项目验收管理。
资产管理	强化资产管理，严格按规定程序配置各类设备资产，严禁举债购置大型医用设备，规范国有资产出租、出借和处置行为，落实定期清查盘点制度。严格控制对外投资，明确对外投资的可行性评估与投资效益分析等相关内容。	（一）建立健全资产管理制度，涵盖资产购置、保管、使用、核算和处置等内容。资产业务的种类包括货币资金、存货、固定资产、无形资产、对外投资、在建工程等。完善所属企业的监管制度。 （二）医院资产应当实行归口管理，明确归口管理部门和职责，明确资产配置、使用和处置国有资产的审批权限，履行审批程序。 （三）合理设置各类资产管理业务关键岗位，明确岗位职责及权限，确保增减资产执行与审批、资产保管与登记、资产实物管理与会计记录、资产保管与清查等不相容岗位相互分离。

分　类	财会〔2023〕31号文件	国卫财务发〔2020〕31号文件
资产管理		（四）建立流动资产、非流动资产和对外投资等各类资产工作流程及业务规范，加强各类资产核查盘点、债权和对外投资项目跟踪管理等重点环节控制。 （五）医院应当加强流动资产管理。加强银行账户管理、货币资金核查；定期分析、及时清理应收及预付款项；合理确定存货的库存，加快资金周转，定期盘点。 （六）医院应当加强房屋、设备、无形资产等非流动资产管理。严禁举债建设；按规定配置大型医用设备并开展使用评价，推进资产共享共用，提高资产使用效率；依法依规出租、出借、处置资产；建立健全"三账一卡"制度，做到账账相符、账卡相符、账实相符，定期盘点清查。 （七）医院应当加强对外投资管理。对外投资应当进行可行性论证，按照规定报送相关主管及财政部门审核审批；加强项目和投资管理，开展投资效益分析并建立责任追究制度。 （八）医院所办企业应当根据《企业内部控制基本规范》《企业内部控制应用指引》《企业内部控制评价指引》等企业内部控制规范性文件的要求全面开展内部控制规范建设。
基本建设	加强基本建设项目管理，严禁公立医院举债建设和超标准装修，规范基本建设项目的全过程管理。加强多院区建设管理，严禁未批先办、未批先建，坚决杜绝无序扩张。	（一）医院应当建立健全基本建设项目管理制度，建立项目议事决策机制、项目工作机制、项目审核机制和项目考核监督机制。 （二）明确建设项目决策机构、归口管理部门、财务部门、审计部门、资产部门等内部相关部门在建设项目管理中的职责权限。

分　类	财会〔2023〕31号文件	国卫财务发〔2020〕31号文件
基本建设		（三）合理设置建设项目管理岗位，明确岗位职责权限，确保项目建议和可行性研究与项目决策、概预算编制与审核、项目实施与价款支付、竣工决算与竣工审计等不相容岗位相互分离。 （四）优化建设工程的立项、设计、概预算、招标、建设和竣工决算的工作流程、业务规范，建立沟通配合机制；强化建设工程全过程管理、资金支付控制、竣工决算办理。
合同管理	完善合同管理，明确合同管理归口部门、合同各相关部门职责权限，加强合同合法性审查、授权管理、合同签署和履行管理。	（一）医院应当建立健全合同管理制度，建立合同业务决策机制、工作机制、审核机制、监督机制、纠纷协调机制。 （二）明确合同归口管理部门及其职责权限，明确合同承办业务部门、财务部门、审计部门、法律部门、采购部门、院长办公室等内部相关部门在合同管理中的职责权限。 （三）合理设置合同管理岗位，明确岗位职责权限以及合同授权审批和签署权限，确保合同签订与合同审批、合同签订与付款审批、合同执行与付款审批、合同签订与合同用章保管等不相容岗位相互分离。 （四）优化合同前期准备、合同订立、合同执行、合同后续管理的工作流程、业务规范，建立沟通配合机制，实现合同管理与预算管理、收支管理、采购管理相结合。

分 类	财会〔2023〕31号文件	国卫财务发〔2020〕31号文件
医疗业务与医保基金	严格按照卫生健康行政部门（含中医药主管部门）批准范围开展诊疗活动，诊疗项目的收费应当符合物价部门、医保部门政策。加强依法执业自查管理，建立依法执业自查工作制度，对执业活动依法依规情况进行检查。 规范使用医保基金，严格落实医保政策，强化定点医疗机构自我管理主体责任，加强医保管理促进临床合理诊疗，完善医保基金使用管理，定期检查本单位医保基金使用情况。	（一）医院应当建立健全诊疗规范和诊疗活动管理制度，严格按照政府主管部门批准范围开展诊疗活动，诊疗项目的收费应当符合物价部门、医保部门政策；明确诊疗项目和收费的审查机制、审批机制、监督检查机制。 （二）医疗业务活动应当实行归口管理，明确内部医务管理部门、医保部门、物价部门在医疗活动和诊疗项目价格政策执行方面的职责。 （三）医院应当合理设置诊疗项目管理岗位，明确岗位职责权限；明确诊疗项目的内部申请、审核和审批权限，确保诊疗项目的申请与审核、审核与审批、审批与执行等不相容岗位相互分离。 （四）医院应当加强对临床科室诊疗活动的监督检查，严格控制不合理检查、不合理用药的行为；诊疗活动的收费应当与物价项目内涵和医保政策相符合；建立与医保部门、物价部门沟通协调机制，定期分析诊疗服务过程中存在的执行医保、物价政策风险，对存在的问题及时组织整改。 （五）医院应当设置行风管理岗位，定期检查临床科室和医务人员在药品、医用耗材、医疗设备引进过程中的行为规范以及各临床科室是否严格执行本部门的申请机制，建立与纪检监察部门的协调联动机制，严厉查处药品耗材设备购销领域的商业贿赂行为。

分　类	财会〔2023〕31号文件	国卫财务发〔2020〕31号文件
医疗业务与医保基金		（六）医院应当建立与医疗业务相关的委员会制度，明确委员会的组织构成和运行机制，加强对药品、医用耗材、医疗设备引进的专业评估和审查，各临床科室应当建立本部门药品、医用耗材、医疗设备引进的内部申请和决策机制。
教育与科研业务	严格执行教育项目经费的预算控制和闭环管理。优化完善科研项目管理制度，确保科研自主权接得住、管得好。	教学业务： （一）医院应当建立健全教学业务管理制度，建立教学业务工作的决策机制、工作机制、审核机制和监督机制。 （二）明确教学业务归口管理部门及其职责权限，明确教学业务管理部门、财务部门、审计部门、采购部门、资产部门等内部相关部门在教学管理中的职责权限。 （三）合理设置教学业务管理岗位，明确岗位职责权限，确保教学业务预算编制与审核、教学资金使用与付款审批等不相容岗位相互分离。 （四）优化教学业务管理的工作流程、工作规范，建立部门间沟通配合机制；按批复预算使用教学资金，专款专用，加强教学经费使用管理。 科研业务： （一）医院应当建立健全科研项目管理制度，建立项目决策机制、工作机制、审核机制和监督机制。 （二）明确科研项目归口管理部门及其职责权限，明确科研项目组织部门、财务部门、审计部门、采购部门、资产部门等内部相关部门在科研管理中的职责权限。

分　类	财会〔2023〕31号文件	国卫财务发〔2020〕31号文件
教育与科研业务		（三）合理设置科研项目管理岗位，明确岗位职责权限，确保项目预算编制与审核、项目审批与实施、项目资金使用与付款审核、项目验收与评价等不相容岗位相互分离。 （四）优化科研项目申请、立项、执行、结题验收、成果保护与转化的工作流程、业务规范，建立沟通配合机制，加强科研项目研究过程管理和资金支付、调整、结余管理，鼓励科研项目成果转化与应用；建立横向课题和临床试验项目立项审批和审查制度，加强经费使用管理。
互联网诊疗	完善互联网诊疗管理，明确归口管理部门、各部门权责界定，健全与第三方合作的评估、审批程序。	（一）开展互联网医疗业务的医院应当建立健全互联网诊疗服务与收费的相关管理制度，严格诊疗行为和费用监管。 （二）医院应当明确互联网医疗业务的归口管理部门及其职责权限。明确临床科室、医务部门、信息部门、医保部门、财务部门、审计部门等内部相关部门在互联网医疗业务管理工作中的职责权限。 （三）建立互联网医疗业务的工作流程、业务规范、沟通配合机制，对互联网医疗业务管理的关键环节实行重点管控。
医联体	优化医联体管理，明确医联体业务的审批程序，明确牵头医院与医联体成员之间的职责权限、业务联动、诊疗服务与收费、资源与信息共享、绩效与利益分配等制度，加强对医联体业务的监督。	（一）医联体牵头医院负责建立医联体议事决策机制、工作机制、审核机制、监督机制；建立健全医联体相关工作管理制度，涵盖医联体诊疗服务与收费、资源与信息共享、绩效与利益分配等内容。 （二）各成员单位要明确医联体相关业务的归口管理部门及其职责权限。建立风险评估机制，确保法律法规、规章制度及医联体经营管理政策的贯彻执行，促进医联体平稳运行和健康发展。

分　类	财会〔2023〕31号文件	国卫财务发〔2020〕31号文件
信息化	全面提升公立医院内部控制的信息化水平。 充分利用信息化技术手段，加强公立医院内部控制建设，落实管理制度化、制度流程化、流程表单化、表单信息化、信息智能化的建设要求。 推进内部控制建设融入公立医院信息化建设，将岗位职责、业务标准、制度流程、控制措施以及数据需求嵌入医院信息系统，通过信息化的方式进行固化，确保各项业务活动可控制、可追溯，有效减少人为违规操纵。 加强公立医院信息平台化、集成化建设，积极探索打通各类信息系统之间的壁垒，保障公立医院信息系统互联互通、信息共享，实现各类经济活动及相关业务活动的资金流、实物流、信息流、数据流的有效匹配和顺畅衔接。 加强公立医院网络安全与数据安全建设，强化账户授权管控要求，建立数据分类分级保护制度，保障网络信息的存储安全，以及数据的产生、传输和使用过程中的安全，防止患者隐私和个人信息被泄露。	（一）医院应当建立健全信息化建设管理制度，涵盖信息化建设需求分析、系统开发、升级改造、运行维护、信息安全和数据管理等方面的内容。 （二）信息化建设应当实行归口管理。明确归口管理部门和信息系统建设项目牵头部门，建立相互合作与制约的工作机制。 （三）合理设置信息系统建设管理岗位，明确其职责权限。信息系统建设管理不相容岗位包括但不限于：信息系统规划论证与审批、系统设计开发与系统验收、运行维护与系统监控等。 （四）医院应当根据事业发展战略和业务活动需要，编制中长期信息化建设规划以及年度工作计划，从全局角度对经济活动及相关业务活动的信息系统建设进行整体规划，提高资金使用效率，防范风险。 （五）医院应当建立信息数据质量管理制度。信息归口管理部门应当落实信息化建设相关标准规范，制定数据共享与交互的规则和标准；各信息系统应当按照统一标准建设，能够完整反映业务制度规定的活动控制流程。 （六）医院应当将内部控制关键管控点嵌入信息系统，设立不相容岗位账户并体现其职责权限，明确操作权限；相关部门及人员应当严格执行岗位操作规范，遵守相关业务流程及数据标准；应当建立药品、可收费医用耗材的信息流、物流、单据流对应关系；设计校对程序，定期或不定期进行校对。 （七）加强内部控制信息系统的安全管

分　类	财会〔2023〕31号文件	国卫财务发〔2020〕31号文件
信息化		理，建立用户管理制度、系统数据定期备份制度、信息系统安全保密和泄密责任追究制度等措施，确保重要信息系统安全、可靠，增强信息安全保障能力。

Internal Control Construction

in the Hospitals

第三部分

公立医院内部控制
案例分析

案例 1

医疗器械进口价与医院买入价之间的巨大价差暴露医院对设备采购预算缺少基本的控制

👆 案情介绍

　　2023年5月22日，中央纪委国家监委网站通报：2020年6月，某专案组查办××市××医院原院长杨××涉嫌受贿案。由于行受贿双方事先已经订立攻守同盟，在利益输送问题上，双方均声称是"借款"，并且有"借条"为证。究竟是借款，还是"以借为名"索贿？对此，专案组成员反复分析案件材料，凭借扎实的纪法功底和多年的办案经验果断提出："杨××多次'借款'并且数额巨大，但通过其家庭账户可以看出，其'借款'的那段时间并不缺钱，而且向其提供'借款'的都是××市××医院的药品或者医疗器械供应商，这些所谓的'借款'很可能就是受贿款。"专案组认真梳理与杨××有"借款"往来的供应商的经营信息，发现医疗器械经销商陈××向××市××医院销售的直线加速器进口价是1 500万元，但医院进价却是3 520万元，远远高于同期市场价格。专案组立即向该医院相关知情人了解情况，得知当时讨论购买该直线加速器事宜时，医院领导班子其他成员曾明确提出反对意见，但杨××却执意购买。专案组随即找到陈××，向其阐明宽严相济的纪法政策以及作伪证的法律后果，促使其如实交代了其为销售直线加速器而通过"借款"方式向杨××行贿的事实。最终查清了杨××以借为名索贿1 600余万元的事实。紧接着，专案组从杨××受贿案中深挖线索，揭开了××市××医院腐败窝案的盖子，先后查处了该医院7名公职人员受贿和13名供货商行贿的问题。

此外，经查，上述××市××医院原副院长杨××，受贿数额为170万元。财务部主任刘××，收受12家医药企业赠送贿赂价值折合人民币600万元，贪污公款204.37万元。后勤主任张××，受贿数额为35万元，贪污数额为106.80万元。核医学科副主任雷××，利用职务之便收受医用试剂销售商、医疗机械销售商等贿送财物38.20万元。体检中心主任林××，利用职务之便，先后收受13家医药企业贿送钱款204.14万元，贪污公款125.60万元。

🖊 内控分析

直线加速器进口价是1 500万元，但医院进价却是3 520万元。说明医院对设备采购预算缺少基本的控制，或者说由某个院领导特别是"一把手"就可以决定设备的采购价，或者说设备采购内部控制形同虚设。笔者认为正确的内控程序是，在设备采购的可研阶段就应当对价格有基本的判断，可能这个判断存在一定的偏差，但不应当高得太多。现实中，特别是过去，会出现一些医院由设备的使用科室提出设备采购预算，对这个预算科室并没有经过多少调研，而是直接由某家供应商提供的情况。特别是如果院领导默许了设备供应商，可能就会出现供应商给设备价格"注水"的情况。在指定品牌、没有市场竞争或者实质上没有市场竞争的情况下，这种供应商虚报价格的情形较容易出现。尤其容易出现在财政资金安排的设备采购项目中，由于预算编制时间紧，导致项目论证不充分（这里可能还涉及加快预算执行等问题）。一些单位本来有制度、有程序，但后来这些制度和程序有的废止了，有的被简化了。另外，申报的预算一旦得到批复，医院作为预算单位也希望抓紧执行完预算，价格不是主要问题，对于节省下来的项目预算资金医院通常也无法安排用于其他用途，即使安排了也与该设备的供应商无关。对于所有的供应商特别是公开招标的供应商，都不愿打价格战，不愿放弃这个"暴利"的机会。

下面也是一个关于医疗设备采购的类似问题的案例。

2023年8月14日，根据××市纪委监委通报，××市××××医院原院长范××、原副院长米××违规设置特定条件采购医疗设备。2018年底，范××、米××利用职务便利，合谋并勾结招标代理公司，通过"定标"提高采购价格的手段，牟取差价，非法获利。2023年6月，范××、米××被开除党籍、开除公职，其涉嫌犯罪问题移送检察机关依法审查起诉。

上述××市××医院案属于"塌方式"腐败案，既是窝案，也是串案。窝案是集体发生的案件，腐败团伙形成利益共同体；串案是不同调查对象的行贿人有交叉。由于单位"一把手"涉案，上行下效，导致内部控制完全失效。防范单位"一把手"违纪违法，光靠内部控制还不够，还需要外部纪检监察、巡视、审计的有效监督。对领导干部的经济责任审计，不能只做离任经济审计，更要加大任中的经济责任审计，防患于未然，将违纪违法行为消灭于萌芽。

案例2

医院三名领导干部先后被带走调查，
暴露医院内部控制建设"一把手"工程未落实

案情介绍

2023年2月，根据××市纪委监委通报，××县××医院原院长吴××非法收受巨额财物，被"双开"（开除党籍、开除公职）。检察机关指控：吴××利用担任××市××医院外四科副主任、主任及××县××医院院长等职务上的便利，为他人谋取利益，非法收受他人财物，数额特别巨大，依法应当以受贿罪追究其刑事责任。吴××被"双开"的消息公布一个多月后，××县××医院原副院长刘××、设备科原科长吴××二人涉嫌严重违法同日被带走调查。至此，医院院长、副院长、设备科科长先后均被带走调查。

真的验证了那句，"上梁不正下梁歪"。所以说内部控制建设是"一把手"工程，为了别人，"一把手"需要管好下属，需要有效的"内控"；为了自己不出问题，也需要"内控"。看似约束了自己，实际上也是保护了自己，让自己能够经得起纪检监察的监督，经得起巡视的审查，经得起领导干部经济责任审计。下面这个案例也是一个窝案，院长、副院长一起落马。

2023年7月6日，经××市委批准，××市纪委监委对××市××医院原党委书记、院长谢××和原党委委员、副院长杨××违纪违法问题进行了立案审查调查。

经查，谢××理想信念丧失，纪法意识淡薄，……利用职务上的便利，为他人在工程项目、医疗设备及耗材采购等方面谋取利益并收受财物，数额特别巨大。

经查，杨××理想信念丧失，纪法意识淡薄，……贪欲膨胀，将公权沦为谋取私利的工具，甘于被"围猎"，利用职务上的便利，为他人在医疗设备采购、职务晋升等方面谋取利益并收受财物，数额特别巨大。

"一把手"如果管不住自己，也很难管好班子的其他人，出问题的概率就会大大提高。己身不正，何以正人。

案例3

两名药剂师利用"统方""做临床"接受巨额贿赂

案情介绍

2021年，××县人民法院对两名药剂师许××、文××提起公诉。这二人此前都在××市××医院供职，分别是××市××医院药学部药剂师和静脉用药配置中心主任，因涉嫌受贿罪于2020年9月起一起被立案审查调查。

十余年来，许××和文××在××市××医院形成牢固的"上线与下线"关系，"接待"了一个个提着钱财走进医院的医药代表。根据起诉书披露的信息，作为药剂师的许××从2004年开始至少帮助过3名医药代表销售药品，累计收受回扣3 791.55万元。收钱之后，许××还负责向医生支付开药回扣，共付了598.69万元回扣；同时还给医生支付"统方"费、跑腿费等，共计250.36万元。

起诉书显示，2009年开始，文××帮助许××，为朱姓医药代表提供

5种药品的"统方"数据；为王姓医药代表提供20种药品的"统方"数据。在这个过程中，文××受贿共计38.5万元左右。2012年，文××作为许××的"下线"，收受许姓医药代表479.85万元回扣，其中大部分发给了开药医生，自己实际获利64.65万元。

另一边，许××以为代理药品做临床为"借口"大肆收受回扣。药品临床试验是每家制药企业都需要进行的工作，在具体进行临床试验的各家医院，药企一般会有人专门负责对接，也会给参与医生支付少量的入组费等劳务费。但到了许××这里，"做临床"成了大肆收受回扣的理由。事实上，医院所用的绝大部分药品不涉及临床试验，医药代表只是以此为由，堂而皇之地向许××行贿。2012年至案发，王姓医药代表先后向许××支付回扣3 359.12万元。算下来，平均每种药品每年支付的回扣款约10万元。这些回扣款，都是以"做临床"的名义，神不知鬼不觉地给出的。

📋 内控分析

药学部（药剂科）作为药品入院的源头，其腐败风险是最高的。"统方"是管理部门早就明令禁止的行为，指的是统计某种药品开具处方的数量，更确切地说是销售数量、金额。这是因为医院药品取消加成后，有了数量也就知道销售金额了。由于开处方后也有个别患者没有取药，应当按实际取药的数量计算。管控"统方"涉及医院诸多环节，如可以从医院的信息管理部门取得"统方"数据，通常一些医院纪检部门可以采取信息化手段直接监控是否有人在"统方"。实际上医院的药学部

（药剂科）工作人员也可以"统方"，甚至开药的医生也可以"统方"。没有信息系统直接生成数据的，甚至可以手工统计。一般情况下，新药进入医院，要经过"临床科室按需申请→药事管理委员会论证决定→药学部（药剂科）按计划采购"等几个流程。但许多医院在采购新药时往往不走正规流程，这使得药学部（药剂科）的话语权变得很大，医药代表重点"攻破"药剂师也就不足为奇了。对于已经纳入医院用药目录的药品，由于相同疗效的药品可能有好几个品种，也存在用哪种的问题，药企的医药代表为了药企和个人利益，都有"工作"可做。

某医院曾发生××病科主任名义上是收取某药企培训讲课费，实际没有给该药企开展疾病诊断、治疗、指南和共识等培训讲课的问题，该院纪检部门责成退回讲课费并给予党内警告处理。据有关人士透露，他认为此事实际上是药企支付的开药提成。所以，我们要警惕药企变换开药提成的支付方式，以讲课费为名，行开药提成之实，规避政策监管，降低处罚风险。

案例4 ////

特殊用药临床医疗科室利用职务便利为医药公司的药品提供准入、销售、使用等"便门"

案情介绍

2020年7月，胡××因犯受贿罪，被××市××区人民法院一审判处有期徒刑5年9个月，并处罚金50万元。直到被带上警车，胡××都没有意识到问题的严重性。

2011年，一支新药进入××省××医院销售，生产药品的医药公司经理钱××主动找到麻醉科主任胡××，称要与其"合作"。一边安排生日宴、周末喝茶、车站接送，打温情牌拉拢关系；一边游说所谓的回扣是公司正常资源、行业内惯例，安全保险，使之放松警惕。就这样，胡××心中的防线开始失守。

从2012年起，胡××提出让该医药公司以会务赞助的名义提供回扣，这样看上去更加"合理"。而这笔钱实际上都进了胡××的个人账户，会务费只占了很小的一部分，剩下的均由其个人支配，大多用于宴请、旅游等项目。

经查，2011年至2019年期间，胡××利用担任麻醉科主任的职务便利，为数家医药公司的药品提供准入、销售、使用等方面的"帮助"，收受多名医药代表提供的药品回扣345万余元。

📝 内控分析

无知者无畏，明明已经构成犯罪，还茫然不知。现在医院的确存在一些医生甚至是专家、科主任、院领导因平常工作比较忙，很少有时间和精力过问医疗之外的事情，仅按经验办事，且单位存在内控缺失或者不完善的情况，这样就很容易出问题。本案例中，胡××利用担任麻醉科主任的职务便利，为数家医药公司的药品提供准入、销售、使用等方面的"帮助"，收受多名医药代表提供的药品回扣。药品入院除了医院的药学部（药剂科）有话语权外，一些特殊用药临床医疗科室有更多的话语权，由于专业壁垒，也给一些不良者留下违规操作的空间。当然，客观上也存在医生因个人用药的习惯和偏好而对用途相同、效果相近的药选择某一种来使用的情况，但只要不是因为利益驱动，且不违反医疗规范，就应当不是问题。

通过本案例也可以看出，医院内部控制要管住关键环节、关键人物，不是不信任谁的问题，而是要靠制度、机制规范业务流程、规范岗位行为，不因为人员的变化而造成行为走样。

案例5

检验科主任利用试剂、耗材采购进行贪污，
暴露医院内部采购程序存在漏洞

案情介绍

2016年8月，××市××县人民法院以受贿罪和巨额财产来源不明罪，判处××省××市××医院检验科主任范××有期徒刑14年，并处罚金200万元。与范××同一科室的副主任施××贪污182万元，被判处有期徒刑6年6个月。从2001年10月至2015年5月案发，范××、施××等人利用试剂、耗材采购进行贪污，历时14年。

其中，某医疗公司在范××的帮助下与××医院签订协议书，该协议书约定：该医疗公司免费向××医院提供自动血凝分析器1台，期限5年，医院在期限内购买该设备配套试剂、耗材。其间，范××以此收取"感谢费"，总额达201万元。

无独有偶。马××担任××市××医院骨伤科科室主任期间，按照国内耗材30%、进口耗材25%、关节脊柱类耗材20%、创伤类耗材30%的比例，多次账外非法收受供货商回扣，金额达57.72万元，犯罪时间历时5年。

📑 内控分析

设备捆绑试剂、耗材，是医药行业多年存在的行业"潜规则"。医院应当在试剂、耗材管理上加强管理，特别是近年来国家和省级层面加大管控力度，进一步缩小了违纪违法的操作空间。一方面，医院要严格执行国家和省级监管规定，带量采购、阳光采购；另一方面，医院内部也应有严格和明确的规定，让进院的试剂、耗材价格按规定的程序操作，在阳光下交易。特别是要避免捐赠设备"陷阱"，避免和减少设备购置时"专用"耗材的情况，将设备采购与耗材使用一并考虑。检验科是医院试剂使用"大户"，内部控制应当关注这个"关键环节"。

案例6 ////

岗位轮换是医院内部控制的重要手段

案情介绍

2023年2月28日，根据通报，××省××市××医院副院长程××因涉嫌严重违法被监委调查组带走。公开资料显示，1964年出生的程××，长期工作在医疗卫生一线，曾任××市××医院儿科医师、儿科副主任、医务科科长，在2003年提拔担任××市××医院副院长，至案发时已担任副院长长达20年。

内控分析

20年在一个岗位上没有变动轮岗，面临的"围猎"和风险自然而然要多，久而久之就极易出现问题。

医院作为事业单位具有很强的特殊性、专业性，医院的领导特别是分管医疗业务的领导专业性太强，从医院内部控制的角度看，的确存在一定的管控难度，但并不是说内控就无所作为。具体来说，主要应该做到如下两点。一是医院的纪检监察部门、内部审计部门、财务部门应当发挥作用，医院的内控如果不出现失效的情况，也可以防范绝大多数的违规和舞弊行为；二是医院的党组织（党委、党总支、党支部）可以对院领导的分管部门进行定期或不定期的轮换、调整，防止某位院领导分管一个部门时间过长带来的弊端和潜在风险、隐患。

除了内部控制，上级有关部门也应做到下述两点。一是可以通过行业检查、巡视、审计等加强监督；二是可以进行同行业、同职级的交流任职来防范相关风险、隐患。

案例7

缺少科学规范的内部决策机制，造成大额医疗设备闲置

案情介绍

2023年6月8日，××县××医院原党支部书记、院长周××严重违纪违法被开除党籍。经查，周××违反中央八项规定精神，违规收受礼金；违反廉洁纪律，为亲属经营活动谋取利益；违反工作纪律，不正确履行职责，增加××县××医院金融运行风险，并造成大额医疗设备闲置；利用职务便利，为相关公司和个人在药品采购、医疗设备供应等方面谋取利益，非法收受他人财物，数额巨大，涉嫌受贿犯罪。

内控分析

本案例中，笔者仅就造成大额医疗设备闲置问题进行内控分析，因

为其他医院也存在类似问题，具有一定的普遍性，特别是在财政项目设备采购中。

设备购置特别是大型设备购置，通常需要支付大额资金，一旦决策失误，将造成较大的经济损失。医院在内部控制建设时，应有制度明确科学的决策程序，规范管理大额设备购置行为，并在该制度实施过程中不断完善。在此，笔者另提供两个医疗设备购置失败的案例，以便从中吸取经验教训。

案例一：某医院妇产科购置了500多万元的专用设备，当初这个设备购置申请是由妇产科原来的主任提出，医院按内部规定经过审批的流程，上会研究通过的。原主任退休后，接任者称不知道原来购置了设备，也不会使用，导致长期闲置。从内控的角度看，当初新老主任是如何交接的、办理了交接手续没有等方面存在漏洞，对科室的资产显然没有交接清楚。

案例二：某医院××病科通过发改部门的基本建设项目立项，申请的××病监测项目花费2 000多万元，项目建成后长期闲置，该病科人员称当初这个项目是医院决定的，不是××病科申请的。该项目涉及的设备设施不仅长期闲置，每年还要支付数十万元的网络维护费用。

所以在设备购置的前期，进行科学的论证决策非常重要。由于医院科室、专业之间的技术壁垒，现实中存在科室主任在设备购置决策中有很大话语权，甚至有的设备购置决定基本上就是由科室主任完成的情况。

笔者认为，可以执行如下对策。一是科室内部应当有一个民主决策机制，不能由科室主任一个人说了算，相关专家也要参与，真正实现民主决策；二是院级层面可以考虑聘请院外不受本院科室主任影响或者影响较小的专家参与决策，避免院级层面由于太专业，导致后续审核决策程序"走过场"的问题。

针对目前公立医院争取财政支持，通过项目申请资金时间过紧，今天得到通知，明天就要申报项目的问题，笔者认为，实际上按照财政部门和发改部门的文件精神，要求公立医院应当平时就有项目的储备，但实际上很少有公立医院平时进行项目储备。因此，建议相关政府部门科学地安排公立医院的建设项目，给公立医院下放项目决策权，让医院有更加充足的时间进行论证，决策买什么和不买什么。也可以考虑对公立医院采取定额补助，具体什么项目、什么设备由医院自己定，让医院能够真正对使用财政资金的绩效负责，政府实现出钱办医院的目标，具体事务则由医院自己决定并承担责任。

案例8

单位内部控制失效，"一把手""一手遮天"

案情介绍

2014年6月，担任××医院院长半年多的贺××主动联系某医药公司董事长何××，贺××以"不给回扣不用药"相要挟，最终商定何××自当年8月起，按××医院在该公司采购药品总额的15%给贺××回扣。此后，贺××如法炮制，将收受回扣之手伸向另外两家医药公司。

经查，贺××任医院院长期间，私自决定药商，收受药品回扣款308万余元；违规干预医院改扩建工程等项目，收受"好处费"67万余元，共计收受钱款375万余元。贺××被"双开"，其涉嫌犯罪问题移送检察机关依法审查起诉。

📝 内控分析

　　本案被查处源于一名行贿人员的主动交代，但通过案情的分析不难看出，单位的内部控制存在问题。贺××私自决定药商，违规干预医院改扩建工程等，说明医院内部控制失效，如果医院建立了规范的内部控制并得到了有效实施，贺××的腐败行为就很难发生，即使是"一把手"也不能"独断专行、一手遮天"。

案例9

利用职务便利，在药品、耗材、试剂、设备采购，工程项目承发包，信息化建设，货款支付等方面为他人谋私，收受财物等

案情介绍

2021年9月1日，根据通报，2005—2020年，多××在担任××医院院长等职务期间，利用职务上的便利，在药品和医疗设备采购等方面为他人谋取利益，先后多次收受供货商邓××等6人所送人民币共计930万余元。

2023年3月，根据通报，经查，××市××医院党总支书记、院长罗××丧失理想信念，……利用职务便利为他人在药品耗材供应、医疗设备采购等方面谋取利益，并非法收受巨额财物。

2023年1月10日，××市××医院原党委书记、院长侯××被开除党籍和公职。经查，侯××背弃初心使命，……不正确履行职责，违

规干预和插手工程建设、医疗设备采购项目招投标活动，造成不良影响；……利用职务便利为他人在工程承揽、医疗设备供应等方面谋取利益，并非法收受巨额财物。

2023年2月24日，××市××医院原党委书记、院长官××因严重违纪违法被"双开"。经查，官××身为长期在医疗系统工作的党员领导干部，……毫无规矩意识，不执行议事规则，个人决定重大事项；……利欲熏心，靠医吃医，利用职务上的便利，在医院基建项目、药品和医疗器械采购等方面大搞权钱交易，伙同亲友非法收受财物，数额特别巨大；……滥权妄为，擅自处置国有医疗企业资产，造成损失特别巨大。

2023年3月13日，××县××医院院长张××涉嫌严重违法，接受监察调查。经查，张××违反中央八项规定精神，在担任××县××医院院长期间，……违规集体决策或个人决定直接将工程发包给施工队。……利用职务便利，为他人在药品、耗材、医疗器械及设备销售、项目工程承揽实施上提供帮助，非法收受他人财物，数额巨大，涉嫌受贿罪。

2023年4月19日，××市纪委监委对××市××医院原党委委员、副院长王××严重违纪违法问题进行了立案审查调查。经查，王××违反中央八项规定精神和廉洁纪律，……利用职务便利在医疗器械设备、药品采购等过程中收受他人财物，为他人谋取利益，涉嫌受贿犯罪。

2023年5月15日，××市监委对××市政协原副主席、××市××医院原院长陈××严重违法问题进行了立案调查。经查，陈××无视中央八项规定精神，……靠医吃医，甘于被"围猎"，利用职务上的便利，在药品供应、医疗耗材供应、信息系统建设、医院托管等方面为他人谋取利益，并非法收受巨额财物。

2023年6月27日，××市××医院原党委书记、总医院原院长丰××被"双开"。经查，丰××利用职务便利，在医疗器械供应、医院项目中标、项目资金结算等方面为他人大开"方便之门"，从中收受巨额财物。

2023年8月2日，××县人民法院公开开庭审理了××市政协原副主席、××市××医院原院长马××受贿一案。公诉机关指控，2005年8月至2015年1月，被告人马××利用职务之便，为××医疗设备经销、药品经销商王××、于××、周××等7个个人和单位在医疗器械采购、药品配送、合同拨付等方面提供帮助，非法收受现金400余万元，依法应当以受贿罪追究其刑事责任。

2023年9月19日，××县纪委监委对××县××医院原院长莫××严重违纪违法问题进行了立案审查调查。经查，莫××违反国家法律法规，利用职务便利在医院项目建设、医疗耗材采购等方面为他人谋取利益，非法收受他人财物，数额巨大，涉嫌受贿犯罪。

📖 内控分析

上述在药品、耗材、试剂、设备采购，工程项目承发包，信息化建设，货款支付等方面为他人谋私，收受他人财物等违纪违法案例，往往采取"定制式"招投标、"规避式"委托采购、"供股式"入股分红、"福利式"研讨培训等，利益输送方式隐形变异，为贿赂行为披上了"合法外衣"。

根据中央纪委国家监委官方网站文章的介绍，"定制式"招投标，是指利用医学专业性强的壁垒，在医药用品、医疗仪器等招投标上，巧设"技术参数""药效参数"等特定条件，打着"科技""药效"幌子，加码"定制"招投标筛选规则，变相达到与"指定"医药公司长期合作、双向受益的目的；"规避式"委托采购，是指通过私下"合计"、幕后操控，把采购"公权"变成第三方采购代理公司的私有经营行为，既能在管理上规避违规违纪风险，又能利用委托代理费、物品差价、资金周转率等做文章；"供股式"入股分红，是指医药企业通过隐形"供"股、研讨培训变相补贴、礼品药品无偿或低价兑现等方式，促使双方协商达成医药推销"高价协议"，形成医药回扣利益链；"福利式"研讨培训，是指医药公司为维系利益同盟关系，变相回馈"讨好"医疗机构管理人员及医疗职工的"普惠式""疗休养式""感情联系式"福利。但只要医院有科学有效的内部控制体系，就可以有效管控腐败行为、防范廉政风险，因此上述案例中绝大多数情形是可以避免的。

医院要发挥设备采购委员会、耗材管理委员会、药事委员会等专业委员会的作用，不是流于形式，不是走过场，而是要把住采购前期研究论证阶段的关口。从某种意义上来说，化解了采购环节的风险，就防住了公立医院绝大部分的廉政风险。管住了利益输送的源头，"定制式"招投标、"规避式"委托采购、"供股式"入股分红、"福利式"研讨培训就能得到杜绝。

案例10

违规收费，直接或间接侵占医保基金

案情介绍

2021年1月8日，经××市委批准，××市纪委监委对××市××医院原党委副书记、院长谭××严重违纪违法问题进行纪律审查和监察调查，并采取留置措施。经查，谭××违反中央八项规定精神和廉洁纪律，违规收受管理服务对象赠送的可能影响公正执行公务的礼品；违反工作纪律，对医院疏于管理，导致医院存在违规收费问题；……在经济往来中谭××代表单位收受回扣，数额巨大，涉嫌单位受贿罪。

2021年9月10日，根据通报，2014年1月至2019年8月，××市××县××镇中心卫生院名誉院长赵××伙同其子赵×利用经营管理卫生院工作的职务之便，安排他人伪造病人病历、开具虚假购药发票，套取国家医保基金1 800余万元。

2023年12月3日，××市××医院违规使用医保基金问题情况的通报披露，××市××医院在王××父亲因脑出血住院期间通过虚构、串换诊疗服务等方式违法违规使用医保基金。经查，该院存在过度诊疗、过度检查、超量开药、重复收费、套用收费、超标准收费等问题，涉及违规医疗总费用21.82万元，其中违规使用医保基金18.70万元。

内控分析

用好、管好医保基金，既关系到每个参保人的利益，也关乎社会稳定。由于使用主体多、链条长、风险点多、监管难度大，违法使用、欺诈套取等侵占医保基金的问题时有发生。有的党员干部以伪造患者病历、虚开购药发票等形式，套取医保基金；有的通过给患者过度用药、过度治疗、采购高溢价药品等方式，获得灰色收入；还有的与参保单位、参保人等利益相关方勾结串通，共同骗取医保基金……凡此种种，都是侵害群众切身利益、挤占公共医疗资源、影响医保基金安全的违法行为。

医院从自身内部控制建设的角度考虑，也应当加强收入收费管理，从医院层面防范侵占医保基金的违规收费行为，通过日常的自查自纠，及时解决不符合医保政策规定的收费行为。

案例11

出纳、收费等岗位是医院内部控制管理的基层和末端，不可忽视

案情介绍

2021年8月17日，××市××医院原出纳莫××严重违法被移送审查起诉。经查，莫××在××市××医院任职出纳期间，利用职务便利，侵吞公款，数额巨大，涉嫌贪污罪；挪用公款用于网络赌博，数额较大，涉嫌挪用公款罪。

据2021年10月22日中央纪委国家监委网站通报：经查，××县××医院出院结算处收费员赵××于2019年6月至2020年6月，利用财务管理漏洞侵占医院资金共计120笔、76.35万元。每个出院结算的病人缴费后，收费员要在医院的收费系统里点击"现金结算"或者"医院担保"。当天下午，医院出纳则会根据电脑统计的现金数量向收费员收取。在多次调查后，调查人员最终掌握了赵××套取公款的手法：在系统中

查询全自费缴费患者记录后，将患者的"现金结算"缴费记录作废，再更改为"医院担保"重新结算，然后将患者缴纳的现金截留下来据为己有。

该案的查处源自××县纪委监委开展的卫健等五大重点行业专项治理，"在开展监督检查时，有人向我们反映赵××利用医院收费系统的漏洞侵占公款，涉案金额高达70余万元"。

📝 内控分析

针对莫××的案件，当看到"利用职务便利，侵吞公款，数额巨大；挪用公款，数额较大"等信息，就足以让我们意识到，这个单位的内部控制存在缺陷。一般来说，对资金的管理是最基本、也最重要的控制环节。只要资金管理控制不失效，就不应当发生侵吞和挪用公款的问题。

赵××的案件更是暴露出财务管理的漏洞，即收费结算系统存在问题且没有及时发现并得到处置。纪委监委开展的卫健等五大重点行业专项治理监督检查时，有人向纪委监委反映。说明早就有人发现了医院收费系统的漏洞，难道说之前没有人向医院相关部门反映？还是反映了没有引起有关部门的重视？关于内部控制的一项重要的工作就是对现有的内部控制体系不断地进行完善，发现问题并不可怕，可怕的是有问题不去解决，对问题视而不见，非等到出事了才去治理。

案例12

某医院重大火灾事故的内部控制分析

案情介绍

2023年4月，××市××医院发生重大火灾事故，造成20余人死亡、40余人受伤，直接经济损失达3 800余万元。经事故调查组调查认定，这是一起因事发医院违法违规实施改造工程、施工安全管理不力、日常管理混乱、火灾隐患长期存在，施工单位违规作业、现场安全管理缺失、应急处置不力、地方党委政府和有关部门职责不落实而导致的重大生产安全责任事故。

内控分析

本案例中，除了外部因素，事故发生的原因主要来自医院内部：违法违规实施改造工程、施工安全管理不力、日常管理混乱、火灾隐患长期存在。尽管还存在施工单位违规作业等问题，但主要事故原因还是医院现场安全管理特别是动火作业管理缺失，未对运用明火实行严格的消防安全管理。此外，发生火情后，现场应急处置不力，缺少指挥协调，导致重大火灾，也反映出应急预案的缺失或缺乏实操性，以及制度规定没有得到落实。

某医院还曾发生过这样一个情况：科室负责人准备离职，将好几车的物品拉出医院，科室内部人员向医院领导反映，经查看医院监控证明反映的情况属实，院领导询问医院保卫部门负责人为何医院拥有24小时监控却没有人反映这个情况。保卫部门负责人回应说当时的情况都录下了。如果保卫部门只负责录像，还需要24小时有人值守吗？

还有一家医院，医院所属公司负责人晚上从医院将沙发等家具往外拉，事后公司会计也向院里证明说是其自家的家具。自家的家具放到单位使用缺乏一定的合理性。这两个案例说明，医院许多内部控制的基础性工作没有做或者做得不到位。很多情况下，虽然许多工作做了别人可能也看不见，但不做就会留下隐患，可是隐患不演变为事故往往就容易被人忽视，所以很多人会抱有侥幸心理，认为出事的概率很低，只要不出事就行。

近年来，医疗机构的安全生产和消防隐患问题备受各界关注。因为医疗机构多为人员密集场所，有大量儿童和行动不便的老人，住院患者中还可能有卧床不能行动者，更不用说ICU病房的患者。一旦出现突发事件，人员就可能面临生命危险。现实情况是，文件、会议的指导多，硬招、实招少，基层难以落实，实际工作反而没有做到位。要改变这种状况，关键是要调动医院自身的积极性，以及院领导特别是分管院领导的积极性，因为医院院长虽然是第一责任人，但承担的医院医教研防工作任务较重，时间和精力相对有限。笔者建议相关要求要切合实际，相同或类似的会议可以适当合并或减少。让医院相关人员踏踏实实、集中精力抓落实，防范事故，管控和消除隐患。

案例 13

医院内部控制，部门协调不容忽视

案情介绍

案例一：某医院为了引进高素质医务人员、学科带头人，出台鼓励引进人才政策。政策规定，作为学科带头人引进的，医院给予20万元/年的住房补贴或在医院附近提供90平方米左右的住房。2023年外部检查发现，××科主任2022年使用了由医院按规定提供的住房，但同时又领取了20万元的住房补贴。

案例二：2023年某医院因医疗纠纷，经医调委调解医患双方达成一致，同意支付××科患者王××赔偿金10万元，免除王××住院欠费2.75万元。执行过程中，医患办经办人申请向患者支付12.75万元，住院欠费2.75万元拟由出入院处在办理出院结算手续时向患者收取。然而患者在办理出院结算手续时，向出入院处工作人员出示了调解协议，调解协议显示：由医院赔偿各项费用10万元，免除王××住院欠费2.75万元，出入院处工作人员电话向医患办询问，经办人不在，部门其他人员回复确有此事，于是就按免收欠费2.75万元进行处理，办理了出院结算手续。财务部门审核付款申请时，向医患办经办人提出异议，医患办经办人提出欠费由出入院处向患者收取。导致实际支付患者赔偿款12.75万元，又免除了患者欠费2.75万元。

案例三：对某医院审计抽查发现，法院2020年出具的民事调解书显示，医院支付赔偿款102万元，2022年医院党委会会议纪要显示："同意赔偿患者102万元……"上述资料中均未提及患者王××尚欠医院医药费26万元事宜。由于问题处理时间跨度大，部门之间协同配合不足，医院党委会研究该赔偿事项时，相关部门未向党委会汇报欠费问题，导致审议该患者赔偿时并不知晓患者还存在欠费，也无法将欠费问题与赔偿一并考虑。

内控分析

事后核实发现，案例一中，申请付款系人事部门向房管处提供医院研究通过的引进人才政策，称××科主任符合这个政策要求，提请房管处具体办理。住房安排是由后勤处办理的，已经按照政策安排了住房，而人事处和房管处没有沟通清楚。财务处审核人员对于这种特殊事项不知情，后续审核也容易被忽视。此事被发现后，该医院认真进行了总结。对涉及引进人才的政策执行情况，明确人事处要归口审核把关。案例二、案例三与之类似，共同的特点都是因为部门间协调、协同不够，各自为政，因此需要认真汲取教训，理顺和明确各自的职责，加强相互间的沟通，避免类似问题再次发生。

案例14

内部控制：会计控制是基础，内部审计很重要

案情介绍

　　某医院就任不久的总会计师向财务部门负责人询问应收医保款情况，财务部门负责人称报表上反映的是正常挂账，没有问题。之后，总会计师发觉应收医保款余额增加过快，与医疗收入的增加不匹配，才发现应收医保款七八年来都没有进行过真正意义上的对账。几任负责应收医保款对账的会计人员都声称对账了。询问是否有问题，都回答没有问题。总会计师通过查看对账记录、工作底稿等，发现多年来没有任何记录，几任会计人员交接也没有任何交接记录，更没有对对账结果的交接，都声称只对自己负责的那段时间做了对账，财务部门负责人竟然也没有对几任负责应收医保款的会计人员的对账进行过一次复核和检查。多年来，尽管医保部门每年都对上年医保款进行清算，但该医院应收医保款就这样长期不核对，余额一直如此滚动结转着，已经无从知道是否账实相符。

此外，该医院还存在往来账款随意挂账、单向挂账，其他往来账款也长期不进行核对；长期不进行资产清查盘点或者对清查盘点结果不进行相应处理，财务部门和实物资产管理部门工作不协调、各自为政，财务部门在资产管理中的牵头作用没有得到发挥和体现，造成严重的账实不符；部分应收患者费用（包括门诊和住院）长期滞留在His系统中，个别住院费用在His系统中不结算的时间长达十几年，而财务部门不管不问等问题。该医院的审计处只有一名工作人员，且在财务部门办公室上班，实际上履行的是会计稽核岗位职责。

内控分析

《行政事业单位内部控制规范（试行）》（财会〔2012〕21号文件印发）第三条规定："本规范所称内部控制，是指单位为实现控制目标，通过制定制度、实施措施和执行程序，对经济活动的风险进行防范和管控。"《公立医院内部控制管理办法》（国卫财务发〔2020〕31号文件印发）第三条规定："本办法所称的内部控制，是指在坚持公益性原则的前提下，为了实现合法合规、风险可控、高质高效和可持续发展的运营目标，医院内部建立的一种相互制约、相互监督的业务组织形式和职责分工制度；是通过制定制度、实施措施和执行程序，对经济活动及相关业务活动的运营风险进行有效防范和管控的一系列方法和手段的总称。"内部控制中，会计控制是基础，基础不牢，地动山摇。会计控制主要由财务部门或者从事会计工作但不属于财务部门的人员实施，因为会计人员相对来说有较好的内控意识，内部控制的主要对象是经济活动，经济活动同时也是财务部门和会计人员的工作对象，因此，会计控制是最有可能做到的。

有人可能有一种误解，认为会计工作已经实现了电算化（信息化），制作出记账凭证后，系统自动进行记账，不再像手工记账那样还需要对凭证与账簿进行核对，也不再需要对总账与明细账进行核对，会计人员已经从过去大量的对账工作中解放出来了。但笔者认为，会计工作实现电算化并不意味着绝对不需要进行对账工作了，特别是医疗机构，由于其业务系统（如His系统、医保系统）和会计核算系统目前还没有统一集成在一起，基于各种原因数据还存在时间差和口径不一致等，还需要进行核对。对应收医保款进行核对，还可以倒推和验证每年医保清算会计处理的对错。资产清查盘点以及应收账款的函证从一定意义上讲，也是对账工作，通过这些工作可以查找账实不符的原因。对于对账出现的合理、正常的差异，如盘盈、盘亏、未达账项等，也还需要进行跟踪，直到问题完全解决。

此外，内部审计部门在内部控制中本应可以发挥重要作用，但现实是一些医院的内部审计部门不被重视，主要原因有二。一是一些医院领导对内部审计不理解，心理上对被监督有抵触情绪，因此不重视内部审计工作，不能很好地发挥内部审计的作用；二是一些医院的内部审计部门出于各种原因被边缘化，相关工作人员缺乏上进心和事业心，对开展内部审计工作有畏难情绪，怕得罪人，以致工作上难有作为，内部审计部门变为外部审计的接待部门，即使开展内部审计业务也是委托第三方会计师事务所来实施，以规避责任和风险。

第四部分

医院内部控制相关规章

财政部关于印发
《行政事业单位内部控制规范（试行）》的通知

（财会〔2012〕21号）

党中央有关部门，国务院各部委、各直属机构，全国人大常委会办公厅，全国政协办公厅，高法院，高检院，各民主党派中央，有关人民团体，各省、自治区、直辖市、计划单列市财政厅（局），新疆生产建设兵团财务局：

为了进一步提高行政事业单位内部管理水平，规范内部控制，加强廉政风险防控机制建设，根据《中华人民共和国会计法》《中华人民共和国预算法》等法律法规和相关规定，我部制定了《行政事业单位内部控制规范（试行）》，现印发给你们，自2014年1月1日起施行。执行中有何问题，请及时反馈我部。

附件：

行政事业单位内部控制规范（试行）

第一章　总　则

第一条　为了进一步提高行政事业单位内部管理水平，规范内部控制，加强廉政风险防控机制建设，根据《中华人民共和国会计法》《中华人民共和国预算法》等法律法规和相关规定，制定本规范。

第二条　本规范适用于各级党的机关、人大机关、行政机关、政协机关、审判机关、检察机关、各民主党派机关、人民团体和事业单位（以下统称单位）经济活动的内部控制。

第三条　本规范所称内部控制，是指单位为实现控制目标，通过制定制度、实施措施和执行程序，对经济活动的风险进行防范和管控。

第四条　单位内部控制的目标主要包括：合理保证单位经济活动合法合规、资产安全和使用有效、财务信息真实完整，有效防范舞弊和预防腐败，提高公共服务的效率和效果。

第五条　单位建立与实施内部控制，应当遵循下列原则：

（一）全面性原则。内部控制应当贯穿单位经济活动的决策、执行和监督全过程，实现对经济活动的全面控制。

（二）重要性原则。在全面控制的基础上，内部控制应当关注单位重要经济活动和经济活动的重大风险。

（三）制衡性原则。内部控制应当在单位内部的部门管理、职责分工、业务流程等方面形成相互制约和相互监督。

（四）适应性原则。内部控制应当符合国家有关规定和单位的实际情况，并随着外部环境的变化、单位经济活动的调整和管理要求的提高，不断修订和完善。

第六条　单位负责人对本单位内部控制的建立健全和有效实施负责。

第七条　单位应当根据本规范建立适合本单位实际情况的内部控制体系，并组织实施。具体工作包括梳理单位各类经济活动的业务流程，明确业务环节，系统分析经济活动风险，确定风险点，选择风险应对策略，在此基础上根据国家有关规定建立健全单位各项内部管理制度并督促相关工作人员认真执行。

第二章　风险评估和控制方法

第八条　单位应当建立经济活动风险定期评估机制，对经济活动存在的风险进行全面、系统和客观评估。

经济活动风险评估至少每年进行一次；外部环境、经济活动或管理要求等发生重大变化的，应及时对经济活动风险进行重估。

第九条　单位开展经济活动风险评估应当成立风险评估工作小组，单位领导担任组长。

经济活动风险评估结果应当形成书面报告并及时提交单位领导班子，作为完善内部控制的依据。

第十条　单位进行单位层面的风险评估时，应当重点关注以下方面：

（一）内部控制工作的组织情况。包括是否确定内部控制职能部门或牵头部门；是否建立单位各部门在内部控制中的沟通协调和联动机制。

（二）内部控制机制的建设情况。包括经济活动的决策、执行、监督是否实现有效分离；权责是否对等；是否建立健全议事决策机制、岗位责任制、内部监督等机制。

（三）内部管理制度的完善情况。包括内部管理制度是否健全；执行是否有效。

（四）内部控制关键岗位工作人员的管理情况。包括是否建立工作人员的培训、评价、轮岗等机制；工作人员是否具备相应的资格和能力。

（五）财务信息的编报情况。包括是否按照国家统一的会计制度对经济业务事项进行账务处理；是否按照国家统一的会计制度编制财务会计报告。

（六）其他情况。

第十一条 单位进行经济活动业务层面的风险评估时，应当重点关注以下方面：

（一）预算管理情况。包括在预算编制过程中单位内部各部门间沟通协调是否充分，预算编制与资产配置是否相结合、与具体工作是否相对应；是否按照批复的额度和开支范围执行预算，进度是否合理，是否存在无预算、超预算支出等问题；决算编报是否真实、完整、准确、及时。

（二）收支管理情况。包括收入是否实现归口管理，是否按照规定及时向财会部门提供收入的有关凭据，是否按照规定保管和使用印章和票据等；发生支出事项时是否按照规定审核各类凭据的真实性、合法性，是否存在使用虚假票据套取资金的情形。

（三）政府采购管理情况。包括是否按照预算和计划组织政府采购业务；是否按照规定组织政府采购活动和执行验收程序；是否按照规定保存政府采购业务相关档案。

（四）资产管理情况。包括是否实现资产归口管理并明确使用责任；是否定期对资产进行清查盘点，对账实不符的情况及时进行处理；是否按照规定处置资产。

（五）建设项目管理情况。包括是否按照概算投资；是否严格履行审核审批程序；是否建立有效的招投标控制机制；是否存在截留、挤占、挪用、套取建设项目资金的情形；是否按照规定保存建设项目相关档案并及时办理移交手续。

（六）合同管理情况。包括是否实现合同归口管理；是否明确应签订合同的经济活动范围和条件；是否有效监控合同履行情况，是否建立合同纠纷协调机制。

（七）其他情况。

第十二条　单位内部控制的控制方法一般包括：

（一）不相容岗位相互分离。合理设置内部控制关键岗位，明确划分职责权限，实施相应的分离措施，形成相互制约、相互监督的工作机制。

（二）内部授权审批控制。明确各岗位办理业务和事项的权限范围、审批程序和相关责任，建立重大事项集体决策和会签制度。相关工作人员应当在授权范围内行使职权、办理业务。

（三）归口管理。根据本单位实际情况，按照权责对等的原则，采取成立联合工作小组并确定牵头部门或牵头人员等方式，对有关经济活动实行统一管理。

（四）预算控制。强化对经济活动的预算约束，使预算管理贯穿于单位经济活动的全过程。

（五）财产保护控制。建立资产日常管理制度和定期清查机制，采取资产记录、实物保管、定期盘点、账实核对等措施，确保资产安全完整。

（六）会计控制。建立健全本单位财会管理制度，加强会计机构建设，提高会计人员业务水平，强化会计人员岗位责任制，规范会计基础工作，加强会计档案管理，明确会计凭证、会计账簿和财务会计报告处理程序。

（七）单据控制。要求单位根据国家有关规定和单位的经济活动业务流程，在内部管理制度中明确界定各项经济活动所涉及的表单和票据，要求相关工作人员按照规定填制、审核、归档、保管单据。

（八）信息内部公开。建立健全经济活动相关信息内部公开制度，根据国家有关规定和单位的实际情况，确定信息内部公开的内容、范围、方式和程序。

第三章　单位层面内部控制

第十三条　单位应当单独设置内部控制职能部门或者确定内部控制牵头部门，负责组织协调内部控制工作。同时，应当充分发挥财会、内部审计、纪检监察、政府采购、基建、资产管理等部门或岗位在内部控制中的作用。

第十四条　单位经济活动的决策、执行和监督应当相互分离。单位应当建立健全集体研究、专家论证和技术咨询相结合的议事决策机制。

重大经济事项的内部决策，应当由单位领导班子集体研究决定。重大经济事项的认定标准应当根据有关规定和本单位实际情况确定，一经确定，不得随意变更。

第十五条　单位应当建立健全内部控制关键岗位责任制，明确岗位职责及分工，确保不相容岗位相互分离、相互制约和相互监督。单位应当实行内部控制关键岗位工作人员的轮岗制度，明确轮岗周期。不具备轮岗条件的单位应当采取专项审计等控制措施。

内部控制关键岗位主要包括预算业务管理、收支业务管理、政府采购业务管理、资产管理、建设项目管理、合同管理以及内部监督等经济活动的关键岗位。

第十六条　内部控制关键岗位工作人员应当具备与其工作岗位相适应的资格和能力。

单位应当加强内部控制关键岗位工作人员业务培训和职业道德教育，不断提升其业务水平和综合素质。

第十七条　单位应当根据《中华人民共和国会计法》的规定建立会计机构，配备具有相应资格和能力的会计人员。

单位应当根据实际发生的经济业务事项按照国家统一的会计制度及时进行账务处理、编制财务会计报告，确保财务信息真实、完整。

第十八条　单位应当充分运用现代科学技术手段加强内部控制。对信息系统建设实施归口管理，将经济活动及其内部控制流程嵌入单位信息系统中，减少或消除人为操纵因素，保护信息安全。

第四章　业务层面内部控制

第一节　预算业务控制

第十九条　单位应当建立健全预算编制、审批、执行、决算与评价等预算内部管理制度。

单位应当合理设置岗位，明确相关岗位的职责权限，确保预算编制、审批、执行、评价等不相容岗位相互分离。

第二十条　单位的预算编制应当做到程序规范、方法科学、编制及时、内容完整、项目细化、数据准确。

（一）单位应当正确把握预算编制有关政策，确保预算编制相关人员及时全面掌握相关规定。

（二）单位应当建立内部预算编制、预算执行、资产管理、基建管理、人事管理等部门或岗位的沟通协调机制，按照规定进行项目评审，确保预算编制部门及时取得和有效运用与预算编制相关的信息，根据工作计划细化预算编制，提高预算编制的科学性。

第二十一条　单位应当根据内设部门的职责和分工，对按照法定程序批复的预算在单位内部进行指标分解、审批下达，规范内部预算追加调整程序，发挥预算对经济活动的管控作用。

第二十二条　单位应当根据批复的预算安排各项收支，确保预算严格有效执行。

单位应当建立预算执行分析机制。定期通报各部门预算执行情况，召开预算执行分析会议，研究解决预算执行中存在的问题，提出改进措施，提高预算执行的有效性。

第二十三条 单位应当加强决算管理，确保决算真实、完整、准确、及时，加强决算分析工作，强化决算分析结果运用，建立健全单位预算与决算相互反映、相互促进的机制。

第二十四条 单位应当加强预算绩效管理，建立"预算编制有目标、预算执行有监控、预算完成有评价、评价结果有反馈、反馈结果有应用"的全过程预算绩效管理机制。

第二节 收支业务控制

第二十五条 单位应当建立健全收入内部管理制度。

单位应当合理设置岗位，明确相关岗位的职责权限，确保收款、会计核算等不相容岗位相互分离。

第二十六条 单位的各项收入应当由财会部门归口管理并进行会计核算，严禁设立账外账。

业务部门应当在涉及收入的合同协议签订后及时将合同等有关材料提交财会部门作为账务处理依据，确保各项收入应收尽收，及时入账。财会部门应当定期检查收入金额是否与合同约定相符；对应收未收项目应当查明情况，明确责任主体，落实催收责任。

第二十七条 有政府非税收入收缴职能的单位，应当按照规定项目和标准征收政府非税收入，按照规定开具财政票据，做到收缴分离、票款一致，并及时、足额上缴国库或财政专户，不得以任何形式截留、挪用或者私分。

第二十八条 单位应当建立健全票据管理制度。财政票据、发票等各类票据的申领、启用、核销、销毁均应履行规定手续。单位应当按照规定设置票据专管员，建立票据台账，做好票据的保管和序时登记工作。票据应当按照顺序号使用，不得拆本使用，做好废旧票据管理。负责保管票据的人员要配置单独的保险柜等保管设备，并做到人走柜锁。

单位不得违反规定转让、出借、代开、买卖财政票据、发票等票据，不得擅自扩大票据适用范围。

第二十九条 单位应当建立健全支出内部管理制度，确定单位经济活动的各项支出标准，明确支出报销流程，按照规定办理支出事项。

单位应当合理设置岗位，明确相关岗位的职责权限，确保支出申请和内部审批、付款审批和付款执行、业务经办和会计核算等不相容岗位相互分离。

第三十条 单位应当按照支出业务的类型，明确内部审批、审核、支付、核算和归档等支出各关键岗位的职责权限。实行国库集中支付的，应当严格按照财政国库管理制度有关规定执行。

（一）加强支出审批控制。明确支出的内部审批权限、程序、责任和相关控制措施。审批人应当在授权范围内审批，不得越权审批。

（二）加强支出审核控制。全面审核各类单据。重点审核单据来源是否合法，内容是否真实、完整，使用是否准确，是否符合预算，审批手续是否齐全。

支出凭证应当附反映支出明细内容的原始单据，并由经办人员签字或盖章，超出规定标准的支出事项应由经办人员说明原因并附审批依据，确保与经济业务事项相符。

（三）加强支付控制。明确报销业务流程，按照规定办理资金支付手续。签发的支付凭证应当进行登记。使用公务卡结算的，应当按照公务卡使用和管理有关规定办理业务。

（四）加强支出的核算和归档控制。由财会部门根据支出凭证及时准确登记账簿；与支出业务相关的合同等材料应当提交财会部门作为账务处理的依据。

第三十一条　根据国家规定可以举借债务的单位应当建立健全债务内部管理制度，明确债务管理岗位的职责权限，不得由一人办理债务业务的全过程。大额债务的举借和偿还属于重大经济事项，应当进行充分论证，并由单位领导班子集体研究决定。

单位应当做好债务的会计核算和档案保管工作。加强债务的对账和检查控制，定期与债权人核对债务余额，进行债务清理，防范和控制财务风险。

第三节　政府采购业务控制

第三十二条　单位应当建立健全政府采购预算与计划管理、政府采购活动管理、验收管理等政府采购内部管理制度。

第三十三条　单位应当明确相关岗位的职责权限，确保政府采购需求制定与内部审批、招标文件准备与复核、合同签订与验收、验收与保管等不相容岗位相互分离。

第三十四条　单位应当加强对政府采购业务预算与计划的管理。建立预算编制、政府采购和资产管理等部门或岗位之间的沟通协调机制。根据本单位实际需求和相关标准编制政府采购预算，按照已批复的预算安排政府采购计划。

第三十五条　单位应当加强对政府采购活动的管理。对政府采购活动实施归口管理，在政府采购活动中建立政府采购、资产管理、财会、内部审计、纪检监察等部门或岗位相互协调、相互制约的机制。

单位应当加强对政府采购申请的内部审核，按照规定选择政府采购方式、发布政府采购信息。对政府采购进口产品、变更政府采购方式等事项应当加强内部审核，严格履行审批手续。

第三十六条　单位应当加强对政府采购项目验收的管理。根据规定的验收制度和政府采购文件，由指定部门或专人对所购物品的品种、规格、数量、质量和其他相关内容进行验收，并出具验收证明。

第三十七条　单位应当加强对政府采购业务质疑投诉答复的管理。指定牵头部门负责、相关部门参加，按照国家有关规定做好政府采购业务质疑投诉答复工作。

第三十八条　单位应当加强对政府采购业务的记录控制。妥善保管政府采购预算与计划、各类批复文件、招标文件、投标文件、评标文件、合同文本、验收证明等政府采购业务相关资料。定期对政府采购业务信息进行分类统计，并在内部进行通报。

第三十九条　单位应当加强对涉密政府采购项目安全保密的管理。对于涉密政府采购项目，单位应当与相关供应商或采购中介机构签订保密协议或者在合同中设定保密条款。

第四节　资产控制

第四十条　单位应当对资产实行分类管理，建立健全资产内部管理制度。

单位应当合理设置岗位，明确相关岗位的职责权限，确保资产安全和有效使用。

第四十一条　单位应当建立健全货币资金管理岗位责任制，合理设置岗位，不得由一人办理货币资金业务的全过程，确保不相容岗位相互分离。

（一）出纳不得兼管稽核、会计档案保管和收入、支出、债权、债务账目的登记工作。

（二）严禁一人保管收付款项所需的全部印章。财务专用章应当由专人保管，个人名章应当由本人或其授权人员保管。负责保管印章的人员要配置单独的保管设备，并做到人走柜锁。

（三）按照规定应当由有关负责人签字或盖章的，应当严格履行签字或盖章手续。

第四十二条　单位应当加强对银行账户的管理，严格按照规定的审批权限和程序开立、变更和撤销银行账户。

第四十三条　单位应当加强货币资金的核查控制。指定不办理货币资金业务的会计人员定期和不定期抽查盘点库存现金，核对银行存款余额，抽查银行对账单、银行日记账及银行存款余额调节表，核对是否账实相符、账账相符。对调节不符、可能存在重大问题的未达账项应当及时查明原因，并按照相关规定处理。

第四十四条　单位应当加强对实物资产和无形资产的管理，明确相关部门和岗位的职责权限，强化对配置、使用和处置等关键环节的管控。

（一）对资产实施归口管理。明确资产使用和保管责任人，落实资产使用人在资产管理中的责任。贵重资产、危险资产、有保密等特殊要求的资产，应当指定专人保管、专人使用，并规定严格的接触限制条件和审批程序。

（二）按照国有资产管理相关规定，明确资产的调剂、租借、对外投资、处置的程序、审批权限和责任。

（三）建立资产台账，加强资产的实物管理。单位应当定期清查盘点资产，确保账实相符。财会、资产管理、资产使用等部门或岗位应当定期对账，发现不符的，应当及时查明原因，并按照相关规定处理。

（四）建立资产信息管理系统，做好资产的统计、报告、分析工作，实现对资产的动态管理。

第四十五条 单位应当根据国家有关规定加强对对外投资的管理。

（一）合理设置岗位，明确相关岗位的职责权限，确保对外投资的可行性研究与评估、对外投资决策与执行、对外投资处置的审批与执行等不相容岗位相互分离。

（二）单位对外投资，应当由单位领导班子集体研究决定。

（三）加强对投资项目的追踪管理，及时、全面、准确地记录对外投资的价值变动和投资收益情况。

（四）建立责任追究制度。对在对外投资中出现重大决策失误、未履行集体决策程序和不按规定执行对外投资业务的部门及人员，应当追究相应的责任。

第五节　建设项目控制

第四十六条 单位应当建立健全建设项目内部管理制度。

单位应当合理设置岗位，明确内部相关部门和岗位的职责权限，确保项目建议和可行性研究与项目决策、概预算编制与审核、项目实施与价款支付、竣工决算与竣工审计等不相容岗位相互分离。

第四十七条　单位应当建立与建设项目相关的议事决策机制，严禁任何个人单独决策或者擅自改变集体决策意见。决策过程及各方面意见应当形成书面文件，与相关资料一同妥善归档保管。

第四十八条　单位应当建立与建设项目相关的审核机制。项目建议书、可行性研究报告、概预算、竣工决算报告等应当由单位内部的规划、技术、财会、法律等相关工作人员或者根据国家有关规定委托具有相应资质的中介机构进行审核，出具评审意见。

第四十九条　单位应当依据国家有关规定组织建设项目招标工作，并接受有关部门的监督。

单位应当采取签订保密协议、限制接触等必要措施，确保标底编制、评标等工作在严格保密的情况下进行。

第五十条　单位应当按照审批单位下达的投资计划和预算对建设项目资金实行专款专用，严禁截留、挪用和超批复内容使用资金。财会部门应当加强与建设项目承建单位的沟通，准确掌握建设进度，加强价款支付审核，按照规定办理价款结算。实行国库集中支付的建设项目，单位应当按照财政国库管理制度相关规定支付资金。

第五十一条　单位应当加强对建设项目档案的管理。做好相关文件、材料的收集、整理、归档和保管工作。

第五十二条　经批准的投资概算是工程投资的最高限额，如有调整，应当按照国家有关规定报经批准。

113

单位建设项目工程洽商和设计变更应当按照有关规定履行相应的审批程序。

第五十三条 建设项目竣工后,单位应当按照规定的时限及时办理竣工决算,组织竣工决算审计,并根据批复的竣工决算和有关规定办理建设项目档案和资产移交等工作。

建设项目已实际投入使用但超时限未办理竣工决算的,单位应当根据对建设项目的实际投资暂估入账,转作相关资产管理。

第六节 合同控制

第五十四条 单位应当建立健全合同内部管理制度。

单位应当合理设置岗位,明确合同的授权审批和签署权限,妥善保管和使用合同专用章,严禁未经授权擅自以单位名义对外签订合同,严禁违规签订担保、投资和借贷合同。

单位应当对合同实施归口管理,建立财会部门与合同归口管理部门的沟通协调机制,实现合同管理与预算管理、收支管理相结合。

第五十五条 单位应当加强对合同订立的管理,明确合同订立的范围和条件。对于影响重大、涉及较高专业技术或法律关系复杂的合同,应当组织法律、技术、财会等工作人员参与谈判,必要时可聘请外部专家参与相关工作。谈判过程中的重要事项和参与谈判人员的主要意见,应当予以记录并妥善保管。

第五十六条 单位应当对合同履行情况实施有效监控。合同履行过程中,因对方或单位自身原因导致可能无法按时履行的,应当及时采取应对措施。

单位应当建立合同履行监督审查制度。对合同履行中签订补充合同，或变更、解除合同等应当按照国家有关规定进行审查。

第五十七条　财会部门应当根据合同履行情况办理价款结算和进行账务处理。未按照合同条款履约的，财会部门应当在付款之前向单位有关负责人报告。

第五十八条　合同归口管理部门应当加强对合同登记的管理，定期对合同进行统计、分类和归档，详细登记合同的订立、履行和变更情况，实行对合同的全过程管理。与单位经济活动相关的合同应当同时提交财会部门作为账务处理的依据。

单位应当加强合同信息安全保密工作，未经批准，不得以任何形式泄露合同订立与履行过程中涉及的国家秘密、工作秘密或商业秘密。

第五十九条　单位应当加强对合同纠纷的管理。合同发生纠纷的，单位应当在规定时效内与对方协商谈判。合同纠纷协商一致的，双方应当签订书面协议；合同纠纷经协商无法解决的，经办人员应向单位有关负责人报告，并根据合同约定选择仲裁或诉讼方式解决。

第五章　评价与监督

第六十条　单位应当建立健全内部监督制度，明确各相关部门或岗位在内部监督中的职责权限，规定内部监督的程序和要求，对内部控制建立与实施情况进行内部监督检查和自我评价。

内部监督应当与内部控制的建立和实施保持相对独立。

第六十一条　内部审计部门或岗位应当定期或不定期检查单位内部

管理制度和机制的建立与执行情况，以及内部控制关键岗位及人员的设置情况等，及时发现内部控制存在的问题并提出改进建议。

第六十二条　单位应当根据本单位实际情况确定内部监督检查的方法、范围和频率。

第六十三条　单位负责人应当指定专门部门或专人负责对单位内部控制的有效性进行评价并出具单位内部控制自我评价报告。

第六十四条　国务院财政部门及其派出机构和县级以上地方各级人民政府财政部门应当对单位内部控制的建立和实施情况进行监督检查，有针对性地提出检查意见和建议，并督促单位进行整改。国务院审计机关及其派出机构和县级以上地方各级人民政府审计机关对单位进行审计时，应当调查了解单位内部控制建立和实施的有效性，揭示相关内部控制的缺陷，有针对性地提出审计处理意见和建议，并督促单位进行整改。

第六章　附　则

第六十五条　本规范自2014年1月1日起施行。

财政部关于全面推进
行政事业单位内部控制建设的指导意见

（财会〔2015〕24号）

党中央有关部门，国务院各部委、各直属机构，全国人大常委会办公厅，全国政协办公厅，高法院，高检院，各民主党派中央，有关人民团体，各省、自治区、直辖市、计划单列市财政厅（局），新疆生产建设兵团财务局：

内部控制是保障组织权力规范有序、科学高效运行的有效手段，也是组织目标实现的长效保障机制。自《行政事业单位内部控制规范（试行）》（财会〔2012〕21号，以下简称《单位内控规范》）发布实施以来，各行政事业单位积极推进内部控制建设，取得了初步成效。但也存在部分单位重视不够、制度建设不健全、发展水平不平衡等问题。党的十八届四中全会通过的《中共中央关于全面推进依法治国若干重大问题的决定》明确提出："对财政资金分配使用、国有资产监管、政府投资、政府采购、公共资源转让、公共工程建设等权力集中的部门和岗位实行分事行权、分岗设权、分级授权，定期轮岗，强化内部流程控制，防止权力滥用"，为行政事业单位加强内部控制建设指明了方向。为认真贯彻落实党的十八届四中全会精神，现对全面推进行政事业单位内部控制建设提出以下指导意见。

一、总体要求

（一）指导思想。高举中国特色社会主义伟大旗帜，认真贯彻落实党的十八大和十八届三中、四中、五中全会精神，深入贯彻习近平总书记系列重要讲话精神，全面推进行政事业单位内部控制建设，规范行政事业单位内部经济和业务活动，强化对内部权力运行的制约，防止内部权力滥用，建立健全科学高效的制约和监督体系，促进单位公共服务效能和内部治理水平不断提高，为实现国家治理体系和治理能力现代化奠定坚实基础、提供有力支撑。

（二）基本原则。

1.坚持全面推进。行政事业单位（以下简称单位）应当按照党的十八届四中全会决定关于强化内部控制的精神和《单位内控规范》的具体要求，全面建立、有效实施内部控制，确保内部控制覆盖单位经济和业务活动的全范围，贯穿内部权力运行的决策、执行和监督全过程，规范单位内部各层级的全体人员。

2.坚持科学规划。单位应当科学运用内部控制机制原理，结合自身的业务性质、业务范围、管理架构，合理界定岗位职责、业务流程和内部权力运行结构，依托制度规范和信息系统，将制约内部权力运行嵌入内部控制的各个层级、各个方面、各个环节。

3.坚持问题导向。单位应当针对内部管理薄弱环节和风险隐患，特别是涉及内部权力集中的财政资金分配使用、国有资产监管、政府投资、政府采购、公共资源转让、公共工程建设等重点领域和关键岗位，合理配置权责，细化权力运行流程，明确关键控制节点和风险评估要求，提高内部控制的针对性和有效性。

4.坚持共同治理。充分发挥内部控制与其他内部监督机制的相互促进作用，形成监管合力，优化监督效果；充分发挥政府、单位、社会和市场的各自作用，各级财政部门要加强统筹规划、督促指导，主动争取审计、监察等部门的支持，共同推动内部控制建设和有效实施；单位要切实履行内部控制建设的主体责任；要建立公平、公开、公正的市场竞争和激励机制，鼓励社会第三方参与单位内部控制建设和发挥外部监督作用，形成单位内部控制建设的合力。

（三）总体目标。以单位全面执行《单位内控规范》为抓手，以规范单位经济和业务活动有序运行为主线，以内部控制量化评价为导向，以信息系统为支撑，突出规范重点领域、关键岗位的经济和业务活动运行流程、制约措施，逐步将控制对象从经济活动层面拓展到全部业务活动和内部权力运行，到2020年，基本建成与国家治理体系和治理能力现代化相适应的，权责一致、制衡有效、运行顺畅、执行有力、管理科学的内部控制体系，更好发挥内部控制在提升内部治理水平、规范内部权力运行、促进依法行政、推进廉政建设中的重要作用。

二、主要任务

（一）健全内部控制体系，强化内部流程控制。单位应当按照内部控制要求，在单位主要负责人直接领导下，建立适合本单位实际情况的内部控制体系，全面梳理业务流程，明确业务环节，分析风险隐患，完善风险评估机制，制定风险应对策略；有效运用不相容岗位相互分离、内部授权审批控制、归口管理、预算控制、财产保护控制、会计控制、单据控制、信息内部公开等内部控制基本方法，加强对单位层面和业务层面的内部控制，实现内部控制体系全面、有效实施。

已经建立并实施内部控制的单位，应当按照本指导意见和《单位内控规范》要求，对本单位内部控制制度的全面性、重要性、制衡性、适应性和有效性进行自我评价、对照检查，并针对存在的问题，抓好整改落实，进一步健全制度，提高执行力，完善监督措施，确保内部控制有效实施。内部控制尚未建立或内部控制制度不健全的单位，必须于2016年底前完成内部控制的建立和实施工作。

（二）加强内部权力制衡，规范内部权力运行。分事行权、分岗设权、分级授权和定期轮岗，是制约权力运行、加强内部控制的基本要求和有效措施。单位应当根据自身的业务性质、业务范围、管理架构，按照决策、执行、监督相互分离、相互制衡的要求，科学设置内设机构、管理层级、岗位职责权限、权力运行规程，切实做到分事行权、分岗设权、分级授权，并定期轮岗。分事行权，就是对经济和业务活动的决策、执行、监督，必须明确分工、相互分离、分别行权，防止职责混淆、权限交叉；分岗设权，就是对涉及经济和业务活动的相关岗位，必须依职定岗、分岗定权、权责明确，防止岗位职责不清、设权界限混乱；分级授权，就是对各管理层级和各工作岗位，必须依法依规分别授权，明确授权范围、授权对象、授权期限、授权与行权责任、一般授权与特殊授权界限，防止授权不当、越权办事。同时，对重点领域的关键岗位，在健全岗位设置、规范岗位管理、加强岗位胜任能力评估的基础上，通过明确轮岗范围、轮岗条件、轮岗周期、交接流程、责任追溯等要求，建立干部交流和定期轮岗制度，不具备轮岗条件的单位应当采用专项审计等控制措施。对轮岗后发现原工作岗位存在失职或违法违纪行为的，应当按国家有关规定追责。

（三）建立内控报告制度，促进内控信息公开。针对内部控制建立和实施的实际情况，单位应当按照《单位内控规范》的要求积极开展内部控制自我评价工作。单位内部控制自我评价情况应当作为部门决算报告和财务报告的重要组成内容进行报告。积极推进内部控制信息公开，通过面向单位内部和外部定期公开内部控制相关信息，逐步建立规范有序、及时可靠的内部控制信息公开机制，更好发挥信息公开对内部控制建设的促进和监督作用。

（四）加强监督检查工作，加大考评问责力度。监督检查和自我评价，是内部控制得以有效实施的重要保障。单位应当建立健全内部控制的监督检查和自我评价制度，通过日常监督和专项监督，检查内部控制实施过程中存在的突出问题、管理漏洞和薄弱环节，进一步改进和加强内部控制；通过自我评价，评估内部控制的全面性、重要性、制衡性、适应性和有效性，进一步改进和完善内部控制。同时，单位要将内部监督、自我评价与干部考核、追责问责结合起来，并将内部监督、自我评价结果采取适当的方式予以内部公开，强化自我监督、自我约束的自觉性，促进自我监督、自我约束机制的不断完善。

（一）加强组织领导。各地区、各部门要充分认识全面推进行政事业单位内部控制建设的重要意义，把制约内部权力运行、强化内部控制，作为当前和今后一个时期的重要工作来抓，切实加强对单位内部控制建设的组织领导，建立健全由财政、审计、监察等部门参与的协调机制，协同推进内部控制建设和监督检查工作。同时，积极探索建立单位财务报告内部控制实施情况注册会计师审计制度，将单位内部控制建设纳入制度化、规范化轨道。

（二）抓好贯彻落实。单位要按照本指导意见确定的总体要求、主要任务和时间表，认真抓好内部控制建设，确保制度健全、执行有力、监督到位。单位主要负责人应当主持制定工作方案，明确工作分工，配备工作人员，健全工作机制，充分利用信息化手段，组织、推动本单位内部控制建设，并对建立与实施内部控制的有效性承担领导责任。

（三）强化督导检查。各级财政部门要加强对单位内部控制建立与实施情况的监督检查，公开监督检查结果，并将监督检查结果、内部控制自我评价情况和注册会计师审计情况作为安排财政预算、实施预算绩效评价与中期财政规划的参考依据。同时，加强与审计、监察等部门的沟通协调和信息共享，形成监督合力，避免重复检查。

（四）深入宣传教育。各地区、各部门、各单位要加大宣传教育力度，广泛宣传制约内部权力运行、强化内部控制的必要性和紧迫性，广泛宣传相关先进经验和典型做法，引导单位广大干部职工自觉提高风险防范和抵制权力滥用意识，确保权力规范有序运行。同时，要加强对单位领导干部和工作人员有关制约内部权力运行、强化内部控制方面的教育培训，为全面推进行政事业单位内部控制建设营造良好的环境和氛围。

财政部关于印发《行政事业单位内部控制报告管理制度（试行）》的通知

（财会〔2017〕1号）

党中央有关部门，国务院各部委、各直属机构，全国人大常委会办公厅，全国政协办公厅，高法院，高检院，各民主党派中央，有关人民团体，各省、自治区、直辖市、计划单列市财政厅（局），新疆生产建设兵团财务局：

为全面推进行政事业单位加强内部控制建设，根据《财政部关于全面推进行政事业单位内部控制建设的指导意见》（财会〔2015〕24号）和《行政事业单位内部控制规范（试行）》（财会〔2012〕21号）的有关要求，我们制定了《行政事业单位内部控制报告管理制度（试行）》，现印发你们，请遵照执行。执行中有何问题，请及时反馈我们。

附件：

行政事业单位内部控制报告管理制度（试行）

第一章 总 则

第一条 为贯彻落实党的十八届四中全会通过的《中共中央关于全面推进依法治国若干重大问题的决定》的有关精神，进一步加强行政事业单位内部控制建设，规范行政事业单位内部控制报告的编制、报送、使用及报告信息质量的监督检查等工作，促进行政事业单位内部控制信息公开，提高行政事业单位内部控制报告质量，根据《财政部关于全面推进行政事业单位内部控制建设的指导意见》（财会〔2015〕24号，以下简称《指导意见》）和《行政事业单位内部控制规范（试行）》（财会〔2012〕21号，以下简称《单位内部控制规范》）等，制定本制度。

第二条 本制度适用于所有行政事业单位。

本制度所称行政事业单位包括各级党的机关、人大机关、行政机关、政协机关、审判机关、检察机关、各民主党派机关、人民团体和事业单位。

第三条 本制度所称内部控制报告，是指行政事业单位在年度终了，结合本单位实际情况，依据《指导意见》和《单位内部控制规范》，按照本制度规定编制的能够综合反映本单位内部控制建立与实施情况的总结性文件。

第四条 行政事业单位编制内部控制报告应当遵循下列原则：

（一）全面性原则。内部控制报告应当包括行政事业单位内部控制的建立与实施、覆盖单位层面和业务层面各类经济业务活动，能够综合反映行政事业单位的内部控制建设情况。

（二）重要性原则。内部控制报告应当重点关注行政事业单位重点领域和关键岗位，突出重点、兼顾一般，推动行政事业单位围绕重点开展内部控制建设，着力防范可能产生的重大风险。

（三）客观性原则。内部控制报告应当立足于行政事业单位的实际情况，坚持实事求是，真实、完整地反映行政事业单位内部控制建立与实施情况。

（四）规范性原则。行政事业单位应当按照财政部规定的统一报告格式及信息要求编制内部控制报告，不得自行修改或删减报告及附表格式。

第五条 行政事业单位是内部控制报告的责任主体。

单位主要负责人对本单位内部控制报告的真实性和完整性负责。

第六条 行政事业单位应当根据本制度，结合本单位内部控制建立与实施的实际情况，明确相关内设机构、管理层级及岗位的职责权限，按照规定的方法、程序和要求，有序开展内部控制报告的编制、审核、报送、分析使用等工作。

第七条 内部控制报告编报工作按照"统一部署、分级负责、逐级汇总、单向报送"的方式，由财政部统一部署，各地区、各垂直管理部门分级组织实施并以自下而上的方式逐级汇总，非垂直管理部门向同级财政部门报送，各行政事业单位按照行政管理关系向上级行政主管部门单向报送。

第二章　内部控制报告编报工作的组织

第八条　财政部负责组织实施全国行政事业单位内部控制报告编报工作。其职责主要是制定行政事业单位内部控制报告的有关规章制度及全国统一的行政事业单位内部控制报告格式，布置全国行政事业单位内部控制年度报告编报工作并开展相关培训，组织和指导全国行政事业单位内部控制报告的收集、审核、汇总、报送、分析使用，组织开展全国行政事业单位内部控制报告信息质量的监督检查工作，组织和指导全国行政事业单位内部控制考核评价工作，建立和管理全国行政事业单位内部控制报告数据库等工作。

第九条　地方各级财政部门负责组织实施本地区行政事业单位内部控制报告编报工作，并对本地区内部控制汇总报告的真实性和完整性负责。其职责主要是布置本地区行政事业单位内部控制年度报告编报工作并开展相关培训，组织和指导本地区行政事业单位内部控制报告的收集、审核、汇总、报送、分析使用，组织和开展本地区行政事业单位内部控制报告信息质量的监督检查工作，组织和指导本地区行政事业单位内部控制考核评价工作，建立和管理本地区行政事业单位内部控制报告数据库等工作。

第十条　各行政主管部门（以下简称各部门）应当按照财政部门的要求，负责组织实施本部门行政事业单位内部控制报告编报工作，并对本部门内部控制汇总报告的真实性和完整性负责。其职责主要是布置本部门行政事业单位内部控制年度报告编报工作并开展相关培训，组织和指导本部门行政事业单位内部控制报告的收集、审核、汇总、报送、分析使用，组织和开展本部门行政事业单位内部控制报告信息质量的监督检查工作，组织和指导本部门行政事业单位内部控制考核评价工作，建立和管理本部门行政事业单位内部控制报告数据库。

第三章　行政事业单位内部控制报告的编制与报送

第十一条　年度终了，行政事业单位应当按照本制度的有关要求，根据本单位当年内部控制建设工作的实际情况及取得的成效，以能够反映内部控制工作基本事实的相关材料为支撑，按照财政部发布的统一报告格式编制内部控制报告，经本单位主要负责人审批后对外报送。

第十二条　行政事业单位能够反映内部控制工作基本事实的相关材料一般包括内部控制领导机构会议纪要、内部控制制度、流程图、内部控制检查报告、内部控制培训会相关材料等。

第十三条　行政事业单位应当在规定的时间内，向上级行政主管部门报送本单位内部控制报告及能够反映本单位内部控制工作基本事实的相关材料。

第四章　部门行政事业单位内部控制报告的编制与报送

第十四条　各部门应当在所属行政事业单位上报的内部控制报告和部门本级内部控制报告的基础上，汇总形成本部门行政事业单位内部控制报告。

第十五条　各部门汇总的行政事业单位内部控制报告应当以所属行

政事业单位上报的信息为准，不得虚报、瞒报和随意调整。

第十六条　各部门应当在规定的时间内，向同级财政部门报送本部门行政事业单位内部控制报告。

第五章　地区行政事业单位内部控制报告的编制与报送

第十七条　地方各级财政部门应当在下级财政部门上报的内部控制报告和本地区部门内部控制报告的基础上，汇总形成本地区行政事业单位内部控制报告。

第十八条　地方各级财政部门汇总的本地区行政事业单位内部控制报告应当以本地区部门和下级财政部门上报的信息为准，不得虚报、瞒报和随意调整。

第十九条　地方各级财政部门应当在规定的时间内，向上级财政部门逐级报送本地区行政事业单位内部控制报告。

第六章　行政事业单位内部控制报告的使用

第二十条　行政事业单位应当加强对本单位内部控制报告的使用，通过对内部控制报告中反映的信息进行分析，及时发现内部控制建设工作中存在的问题，进一步健全制度，提高执行力，完善监督措施，确保内部控制有效实施。

第二十一条　各地区、各部门应当加强对行政事业单位内部控制报告的分析，强化分析结果的反馈和使用，切实规范和改进财政财务管理，更好发挥对行政事业单位内部控制建设的促进和监督作用。

第七章　行政事业单位内部控制报告的监督检查

第二十二条　各地区、各部门汇总的内部控制报告报送后，各级财政部门、各部门应当组织开展对所报送的内部控制报告内容的真实性、完整性和规范性进行监督检查。

第二十三条　行政事业单位内部控制报告信息质量的监督检查工作采取"统一管理、分级实施"原则。中央部门内部控制报告信息质量监督检查工作由财政部组织实施，各地区行政事业单位内部控制报告信息质量监督检查工作由同级财政部门按照统一的工作要求分级组织实施，各部门所属行政事业单位内部控制报告信息质量监督检查由本部门组织实施。

第二十四条　行政事业单位内部控制报告信息质量的监督检查应按规定采取适当的方式来确定对象，并对内部控制报告存在明显质量问题或以往年份监督检查不合格单位进行重点核查。

第二十五条　各地区、各部门应当认真组织落实本地区（部门）的行政事业单位内部控制报告编报工作，加强对内部控制报告编报工作的考核。

第二十六条　行政事业单位应当认真、如实编制内部控制报告，不得漏报、瞒报有关内部控制信息，更不得编造虚假内部控制信息；单位负责人不得授意、指使、强令相关人员提供虚假内部控制信息，不得对拒绝、抵制编造虚假内部控制信息的人员进行打击报复。

第二十七条　对于违反规定、提供虚假内部控制信息的单位及相关负责人，按照《中华人民共和国会计法》《中华人民共和国预算法》《财政违法行为处罚处分条例》等有关法律法规规定追究责任。

各级财政部门及其工作人员在行政事业单位内部控制报告管理工作中，存在滥用职权、玩忽职守、徇私舞弊等违法违纪行为的，按照《中华人民共和国公务员法》《中华人民共和国行政监察法》《财政违法行为处罚处分条例》等国家有关规定追究相应责任；涉嫌犯罪的，移送司法机关处理。

第八章　附　则

第二十八条　各地区、各部门可依据本制度，结合工作实际，制定相应的实施细则。

第二十九条　本制度自2017年3月1日起施行。

国务院办公厅
关于建立现代医院管理制度的指导意见

（国办发〔2017〕67号）

各省、自治区、直辖市人民政府，国务院各部委、各直属机构：

现代医院管理制度是中国特色基本医疗卫生制度的重要组成部分。为建立现代医院管理制度，经国务院同意，现提出如下意见。

一、总体要求

（一）指导思想。全面贯彻党的十八大和十八届三中、四中、五中、六中全会以及全国卫生与健康大会精神，深入贯彻习近平总书记系列重要讲话精神和治国理政新理念新思想新战略，认真落实党中央、国务院决策部署，统筹推进"五位一体"总体布局和协调推进"四个全面"战略布局，牢固树立和贯彻落实创新、协调、绿色、开放、共享的发展理念，坚持党的领导，坚持正确的卫生与健康工作方针，坚持中国特色卫生与健康发展道路，不断提高医疗服务质量，努力实现社会效益与运行效率的有机统一，充分调动医务人员积极性，实行民主管理和科学决策，强化公立医院引领带动作用，完善多元办医格局，加快医疗服务供给侧结构性改革，实现医院治理体系和管理能力现代化，为推进健康中国建设奠定坚实基础。

（二）基本原则。

坚持以人民健康为中心。把人民健康放在优先发展的战略地位，将公平可及、群众受益作为出发点和立足点，全方位、全周期保障人民健康，增进人民健康福祉，增强群众改革获得感。

坚持公立医院的公益性。落实党委和政府对公立医院的领导责任、保障责任、管理责任、监督责任，把社会效益放在首位，注重健康公平，增强普惠性。坚持政府主导与发挥市场机制作用相结合，满足多样化、差异化、个性化健康需求。

坚持政事分开、管办分开。加快转变政府职能，深化"放管服"改革，合理界定政府作为公立医院出资人的举办监督职责和公立医院作为事业单位的自主运营管理权限，实行所有权与经营权分离。各级行政主管部门要创新管理方式，从直接管理公立医院转为行业管理，强化政策法规、行业规划、标准规范的制定和对医院的监督指导职责。

坚持分类指导，鼓励探索创新。尊重地方首创精神，鼓励各地在中央确定的改革方向和原则下，根据医院性质、功能定位、等级规模等不同情况，因地制宜，突破创新，建立符合实际的现代医院管理制度。

（三）主要目标。到2020年，基本形成维护公益性、调动积极性、保障可持续的公立医院运行新机制和决策、执行、监督相互协调、相互制衡、相互促进的治理机制，促进社会办医健康发展，推动各级各类医院管理规范化、精细化、科学化，基本建立权责清晰、管理科学、治理完善、运行高效、监督有力的现代医院管理制度。

二、完善医院管理制度

（一）制定医院章程。各级各类医院应制定章程。医院章程应包括医院性质、办医宗旨、功能定位、办医方向、管理体制、经费来源、组织结构、决策机制、管理制度、监督机制、文化建设、党的建设、群团建设，以及举办主体、医院、职工的权利义务等内容。医院要以章程为统领，建立健全内部管理机构、管理制度、议事规则、办事程序等，规范内部治理结构和权力运行规则，提高医院运行效率。制定公立医院章程时，要明确党组织在医院内部治理结构中的地位和作用。

（二）健全医院决策机制。院长全面负责医疗、教学、科研、行政管理工作。院长办公会议是公立医院行政、业务议事决策机构，对讨论研究事项作出决定。在决策程序上，公立医院发展规划、"三重一大"等重大事项，以及涉及医务人员切身利益的重要问题，要经医院党组织会议研究讨论同意，保证党组织意图在决策中得到充分体现。充分发挥专家作用，组建医疗质量安全管理、药事管理等专业委员会，对专业性、技术性强的决策事项提供技术咨询和可行性论证。资产多元化、实行托管的医院以及医疗联合体等，可在医院层面成立理事会。把党的领导融入公立医院治理结构，医院党组织领导班子成员应当按章程进入医院管理层或通过法定程序进入理事会，医院管理层或理事会内部理事中的党员成员一般应当进入医院党组织领导班子。

（三）健全民主管理制度。健全以职工代表大会为基本形式的民主管理制度。工会依法组织职工参与医院的民主决策、民主管理和民主监督。医院研究经营管理和发展的重大问题应当充分听取职工意见，召开讨论涉及职工切身利益的会议，必须有工会代表参加。推进院务公开，落实职工群众知情权、参与权、表达权、监督权。

（四）健全医疗质量安全管理制度。院长是医院依法执业和医疗质量安全的第一责任人，落实医疗质量安全院、科两级责任制。建立全员参与、覆盖临床诊疗服务全过程的医疗质量管理与控制工作制度，严格落实首诊负责、三级查房、分级护理、手术分级管理、抗菌药物分级管理、临床用血安全等医疗质量安全核心制度。严格执行医院感染管理制度、医疗质量内部公示制度等。加强重点科室、重点区域、重点环节、重点技术的质量安全管理，推进合理检查、用药和治疗。

（五）健全人力资源管理制度。建立健全人员聘用管理、岗位管理、职称管理、执业医师管理、护理人员管理、收入分配管理等制度。在岗位设置、收入分配、职称评定、管理使用等方面，对编制内外人员统筹考虑。公立医院在核定的薪酬总量内进行自主分配，体现岗位差异，兼顾学科平衡，做到多劳多得、优绩优酬。按照有关规定，医院可以探索实行目标年薪制和协议薪酬。医务人员薪酬不得与药品、卫生材料、检查、化验等业务收入挂钩。

（六）健全财务资产管理制度。财务收支、预算决算、会计核算、成本管理、价格管理、资产管理等必须纳入医院财务部门统一管理。建立健全全面预算管理、成本管理、财务报告、第三方审计和信息公开机制，确保经济活动合法合规，提高资金资产使用效益。公立医院作为预算单位，所有收支纳入部门预算统一管理，要强化成本核算与控制，逐步实行医院全成本核算。三级公立医院应设置总会计师岗位，统筹管理医院经济工作，其他有条件的医院结合实际推进总会计师制度建设。加强公立医院内部审计监督，推动注册会计师审计工作。

（七）健全绩效考核制度。将政府、举办主体对医院的绩效考核落实到科室和医务人员，对不同岗位、不同职级医务人员实行分类考核。建立健全绩效考核指标体系，围绕办院方向、社会效益、医疗服务、经济管理、人才培养培训、可持续发展等方面，突出岗位职责履行、工作量、服务质量、行为规范、医疗质量安全、医疗费用控制、医德医风和患者满意度等指标。严禁给医务人员设定创收指标。将考核结果与医务人员岗位聘用、职称晋升、个人薪酬挂钩。

（八）健全人才培养培训管理制度。落实住院医师规范化培训、专科医师规范化培训和继续医学教育制度，做好医学生培养工作。加强临床重点专科、学科建设，提升医院核心竞争力。城市医生在晋升主治医师或副主任医师职称前到基层或对口帮扶的医疗机构累计服务不少于1年。城市大医院要积极为基层和边远贫困地区培养人才。

（九）健全科研管理制度。加强临床医学研究，加快诊疗技术创新突破和应用，大力开展适宜技术推广普及，加强和规范药物临床试验研究，提高医疗技术水平。加强基础学科与临床学科、辅助诊疗学科的交叉融合。建立健全科研项目管理、质量管理、科研奖励、知识产权保护、成果转化推广等制度。

（十）健全后勤管理制度。强化医院发展建设规划编制和项目前期论证，落实基本建设项目法人责任制、招标投标制、合同管理制、工程监理制、质量责任终身制等。合理配置适宜医学装备，建立采购、使用、维护、保养、处置全生命周期管理制度。探索医院"后勤一站式"服务模式，推进医院后勤服务社会化。

（十一）健全信息管理制度。强化医院信息系统标准化和规范化建设，与医保、预算管理、药品电子监管等系统有效对接。完善医疗服务管理、医疗质量安全、药品耗材管理、绩效考核、财务运行、成本核算、内部审计、廉洁风险防控等功能。加强医院网络和信息安全建设管理，完善患者个人信息保护制度和技术措施。

（十二）加强医院文化建设。树立正确的办院理念，弘扬"敬佑生命、救死扶伤、甘于奉献、大爱无疆"的职业精神。恪守服务宗旨，增强服务意识，提高服务质量，全心全意为人民健康服务。推进医院精神文明建设，开展社会主义核心价值观教育，促进形成良好医德医风。关心爱护医务人员身心健康，尊重医务人员劳动成果和辛勤付出，增强医务人员职业荣誉感。建设医术精湛、医德高尚、医风严谨的医务人员队伍，塑造行业清风正气。

（十三）全面开展便民惠民服务。三级公立医院要全部参与医疗联合体建设并发挥引领作用。进一步改善医疗服务，优化就医流程，合理布局诊区设施，科学实施预约诊疗，推行日间手术、远程医疗、多学科联合诊疗模式。加强急诊急救力量，畅通院前院内绿色通道。开展就医引导、诊间结算、检查检验结果推送、异地就医结算等信息化便民服务。开展优质护理服务，加强社工、志愿者服务。推进院内调解、人民调解、司法调解、医疗风险分担机制有机结合的"三调解一保险"机制建设，妥善化解医疗纠纷，构建和谐医患关系。

（一）明确政府对公立医院的举办职能。积极探索公立医院管办分开的多种有效实现形式，统筹履行政府办医职责。政府行使公立医院举办权、发展权、重大事项决策权、资产收益权等，审议公立医院章程、发展规划、重大项目实施、收支预算等。制定区域卫生规划和医疗机构设置规划，合理控制公立综合性医院数量和规模。全面落实对符合区域卫生规划的公立医院投入政策，细化落实对中医医院（含民族医院）的投入倾斜政策，逐步偿还和化解符合条件的公立医院长期债务。逐步建立以成本和收入结构变化为基础的医疗服务价格动态调整机制。在地方现有编制总量内，确定公立医院编制总量，逐步实行备案制。按照中央组织部公立医院领导人员管理有关规定，选拔任用公立医院领导人员。逐步取消公立医院的行政级别，各级卫生计生行政部门（含中医药管理部门，下同）负责人一律不得兼任公立医院领导职务。建立适应医疗行业特点的薪酬制度，着力体现医务人员技术劳务价值。建立以公益性为导向的考核评价机制，定期组织公立医院绩效考核以及院长年度和任期目标责任考核，考核结果与财政补助、医保支付、绩效工资总量以及院长薪酬、任免、奖惩等挂钩。

（二）明确政府对医院的监管职能。建立综合监管制度，重点加强对各级各类医院医疗质量安全、医疗费用以及大处方、欺诈骗保、药品回扣等行为的监管，建立"黑名单"制度，形成全行业、多元化的长效监管机制。对造成重大社会影响的乱收费、不良执业等行为，造成重大医疗事故、重大安全事故的行为，严重违法违纪案件，严重违反行风建设的行为，要建立问责机制。强化卫生计生行政部门医疗服务监管职能，完善机构、人员、技术、装备准入和退出机制。深化医保支付方式改革，充分发挥医保对医疗服务行为和费用的调控引导与监督制约作用，逐步将医保对医疗机构服务监管延伸到对医务人员医疗服务行为的监管。从严控制公立医院床位规模、建设标准和大型医用设备配备，严禁举债建设和豪华装修，对超出规模标准的要逐步压缩床位。控制公立医院特需服务规模，提供特需服务的比例不超过10%。强化对公立医院经济运行和财务活动的会计和审计监督。健全非营利性和营利性社会办医院分类管理制度，加强对非营利性社会办医院产权归属、财务运营、资金结余使用等的监管，加强对营利性社会办医院盈利率的管控。

（三）落实公立医院经营管理自主权。公立医院要依法依规进行经营管理和提供医疗服务，行使内部人事管理、机构设置、中层干部聘任、人员招聘和人才引进、内部绩效考核与薪酬分配、年度预算执行等经营管理自主权。落实公立医院用人自主权，在编制总量内根据业务需要面向社会自主公开招聘医务人员，对紧缺、高层次人才可按规定采取考察的方式予以招聘。进一步改进艰苦边远地区公立医院人员招聘工作，合理设置招聘条件，改进招聘方式方法，完善激励保障措施。

（四）加强社会监督和行业自律。加强医院信息公开，重点公开质量安全、价格、医疗费用、财务状况、绩效考核等信息。加强行业协会、学会等社会组织在行业自律和职业道德建设中的作用，引导医院依法经营、公平有序竞争。改革完善医疗质量、技术、安全和服务评估认证制度。探索建立第三方评价机制。

四、加强医院党的建设

（一）充分发挥公立医院党委的领导核心作用。公立医院党委要抓好对医院工作的政治、思想和组织领导，把方向、管大局、保落实。把方向，主要是自觉在思想上政治上行动上同以习近平同志为核心的党中央保持高度一致，全面贯彻执行党的理论路线方针政策，引导监督医院遵守国家法律法规，维护各方合法权益，确保医院改革发展正确方向。管大局，主要是坚持在大局下行动，谋全局、议大事、抓重点，统筹推进医院改革发展、医疗服务、医德医风等各项工作，努力建设患者放心、人民满意的现代医院。保落实，主要是管干部聚人才、建班子带队伍、抓基层打基础，讨论决定医院内部组织机构的设置及其负责人的选拔任用，领导精神文明建设和思想政治工作，领导群团组织和职工代表大会，做好知识分子工作和统一战线工作，加强党风廉政建设，确保党的卫生与健康工作方针和政策部署在医院不折不扣落到实处。

（二）全面加强公立医院基层党建工作。坚持把公立医院党的建设与现代医院管理制度建设紧密结合，同步规划，同步推进。加强和完善党建工作领导体制和工作机制，合理设置医院党建工作机构，配齐配强党建工作力量，建立科学有效的党建工作考核评价体系，进一步落实管党治党主体责任，推进党组织和党的工作全覆盖，建立健全医院内设机构党支部，选优配强党支部书记，充分发挥党支部的政治核心作用，把党支部建设成为坚强战斗堡垒。坚持把党组织活动与业务工作有机融合，积极推进活动创新、思想政治工作内容和载体创新，防止"两张皮"。认真贯彻落实《关于新形势下党内政治生活的若干准则》《中国共产党党内监督条例》，推进"两学一做"学习教育常态化制度化，严格"三会一课"、民主生活会和组织生活会、主题党日等制度。严格发展党员和党员教育管理工作，引导党员充分发挥先锋模范作用。

（三）加强社会办医院党组织建设。加大社会办医院党组织组建力度，批准设立社会办医院时，要坚持党的建设同步谋划、党的组织同步设置、党的工作同步开展。实行属地管理与主管部门管理相结合，建立健全社会办医院党建工作管理体制，规范党组织隶属关系。社会办医院党组织要紧紧围绕党章赋予基层党组织的基本任务，结合实际开展工作，按照党的要求办医立院。

五、组织实施

（一）加强组织落实。各地要将建立现代医院管理制度作为深化医改的重要内容，制定实施方案，明确目标任务和责任分工，完善落实督办制度。各级卫生计生等相关部门要适应建立现代医院管理制度的新要求、新情况，按照职能分工及时下放相关权限，调整相关政策，加强事中事后监管，优化政务服务流程，形成工作推进合力。

（二）总结推广经验。各级卫生计生行政部门要会同有关部门密切跟踪工作进展，加强调研指导，及时研究解决改革中出现的新情况、新问题。挖掘、总结、提炼、推广各地建立现代医院管理制度的典型经验，及时将成熟经验上升为政策，推动现代医院管理制度不断完善。

（三）做好宣传工作。坚持正确的舆论导向，及时回应社会关切，合理引导社会预期，为建立现代医院管理制度营造良好舆论环境。加强宣传引导，引导公众树立科学、理性、有序的就医理念，营造全社会尊医重卫的良好风气。

国家卫生健康委员会关于印发
医疗质量安全核心制度要点的通知

（国卫医发〔2018〕8号）

各省、自治区、直辖市及新疆生产建设兵团卫生计生委：

为进一步贯彻落实《医疗质量管理办法》，指导医疗机构加强医疗质量安全核心制度建设，保障医疗质量与医疗安全，我委制定了《医疗质量安全核心制度要点》（可从国家卫生健康委员会官网下载）。现印发给你们，请遵照执行。

各省级卫生计生行政部门应当制定本辖区的具体细则和实施工作要求，加强解读和宣贯培训，夯实基础医疗质量，筑牢医疗安全底线。各级各类医疗机构应当根据要点完善本机构核心制度、配套文件和工作流程，加强对医务人员的培训、教育和考核，确保医疗质量安全核心制度得到有效落实。

医疗质量安全核心制度要点

医疗质量安全核心制度是指在诊疗活动中对保障医疗质量和患者安

全发挥重要的基础性作用，医疗机构及其医务人员应当严格遵守的一系列制度。根据《医疗质量管理办法》，医疗质量安全核心制度共18项。本要点是各级各类医疗机构实施医疗质量安全核心制度的基本要求。

一、首诊负责制度

（一）定义

指患者的首位接诊医师（首诊医师）在一次就诊过程结束前或由其他医师接诊前，负责该患者全程诊疗管理的制度。医疗机构和科室的首诊责任参照医师首诊责任执行。

（二）基本要求

1.明确患者在诊疗过程中不同阶段的责任主体。

2.保障患者诊疗过程中诊疗服务的连续性。

3.首诊医师应当作好医疗记录，保障医疗行为可追溯。

4.非本医疗机构诊疗科目范围内疾病，应告知患者或其法定代理人，并建议患者前往相应医疗机构就诊。

二、三级查房制度

（一）定义

指患者住院期间，由不同级别的医师以查房的形式实施患者评估、制定与调整诊疗方案、观察诊疗效果等医疗活动的制度。

（二）基本要求

1.医疗机构实行科主任领导下的三个不同级别的医师查房制度。三个不同级别的医师可以包括但不限于主任医师或副主任医师－主治医师－住院医师。

2.遵循下级医师服从上级医师，所有医师服从科主任的工作原则。

3.医疗机构应当明确各级医师的医疗决策和实施权限。

4.医疗机构应当严格明确查房周期。工作日每天至少查房2次，非工作日每天至少查房1次，三级医师中最高级别的医师每周至少查房2次，中间级别的医师每周至少查房3次。术者必须亲自在术前和术后24小时内查房。

5.医疗机构应当明确医师查房行为规范，尊重患者、注意仪表、保护隐私、加强沟通、规范流程。

6.开展护理、药师查房的可参照上述规定执行。

三、会诊制度

（一）定义

会诊是指出于诊疗需要，由本科室以外或本机构以外的医务人员协助提出诊疗意见或提供诊疗服务的活动。规范会诊行为的制度称为会诊制度。

（二）基本要求

1.按会诊范围，会诊分为机构内会诊和机构外会诊。机构内多学科会诊应当由医疗管理部门组织。

2.按病情紧急程度，会诊分为急会诊和普通会诊。机构内急会诊应当在会诊请求发出后10分钟内到位，普通会诊应当在会诊发出后24小时内完成。

3.医疗机构应当统一会诊单格式及填写规范，明确各类会诊的具体流程。

4.原则上，会诊请求人员应当陪同完成会诊，会诊情况应当在会诊单中记录。会诊意见的处置情况应当在病程中记录。

5.前往或邀请机构外会诊，应当严格遵照国家有关规定执行。

四、分级护理制度

（一）定义

指医护人员根据住院患者病情和（或）自理能力对患者进行分级别护理的制度。

（二）基本要求

1.医疗机构应当按照国家分级护理管理相关指导原则和护理服务工作标准，制定本机构分级护理制度。

2.原则上，护理级别分为特级护理、一级护理、二级护理、三级护理4个级别。

3.医护人员应当根据患者病情和（或）自理能力变化动态调整护理级别。

4.患者护理级别应当明确标识。

五、值班和交接班制度

（一）定义

指医疗机构及其医务人员通过值班和交接班机制保障患者诊疗过程连续性的制度。

（二）基本要求

1.医疗机构应当建立全院性医疗值班体系，包括临床、医技、护理部门以及提供诊疗支持的后勤部门，明确值班岗位职责并保证常态运行。

2.医疗机构实行医院总值班制度，有条件的医院可以在医院总值班外，单独设置医疗总值班和护理总值班。总值班人员需接受相应的培训并经考核合格。

3.医疗机构及科室应当明确各值班岗位职责、值班人员资质和人数。值班表应当在全院公开，值班表应当涵盖与患者诊疗相关的所有岗位和时间。

4.当值医务人员中必须有本机构执业的医务人员，非本机构执业医务人员不得单独值班。当值人员不得擅自离岗，休息时应当在指定的地点休息。

5.各级值班人员应当确保通讯畅通。

6.四级手术患者手术当日和急危重患者必须床旁交班。

7.值班期间所有的诊疗活动必须及时记入病历。

8.交接班内容应当专册记录，并由交班人员和接班人员共同签字确认。

六、疑难病例讨论制度

（一）定义

指为尽早明确诊断或完善诊疗方案，对诊断或治疗存在疑难问题的病例进行讨论的制度。

（二）基本要求

1.医疗机构及临床科室应当明确疑难病例的范围，包括但不限于出现以下情形的患者：没有明确诊断或诊疗方案难以确定、疾病在应有明确疗效的周期内未能达到预期疗效、非计划再次住院和非计划再次手术、出现可能危及生命或造成器官功能严重损害的并发症等。

2.疑难病例均应由科室或医疗管理部门组织开展讨论。讨论原则上应由科主任主持，全科人员参加。必要时邀请相关科室人员或机构外人员参加。

3.医疗机构应统一疑难病例讨论记录的格式和模板。讨论内容应专册记录，主持人需审核并签字。讨论的结论应当记入病历。

4.参加疑难病例讨论成员中应当至少有2人具有主治及以上专业技术职务任职资格。

七、急危重患者抢救制度

（一）定义

指为控制病情、挽救生命，对急危重患者进行抢救并对抢救流程进行规范的制度。

（二）基本要求

1.医疗机构及临床科室应当明确急危重患者的范围，包括但不限于出现以下情形的患者：病情危重，不立即处置可能存在危及生命或出现重要脏器功能严重损害；生命体征不稳定并有恶化倾向等。

2.医疗机构应当建立抢救资源配置与紧急调配的机制，确保各单元抢救设备和药品可用。建立绿色通道机制，确保急危重患者优先救治。医疗机构应当为非本机构诊疗范围内的急危重患者的转诊提供必要的帮助。

3.临床科室急危重患者的抢救，由现场级别和年资最高的医师主持。紧急情况下医务人员参与或主持急危重患者的抢救，不受其执业范围限制。

4.抢救完成后6小时内应当将抢救记录记入病历，记录时间应具体到分钟，主持抢救的人员应当审核并签字。

八、术前讨论制度

（一）定义

指以降低手术风险、保障手术安全为目的，在患者手术实施前，医师必须对拟实施手术的手术指征、手术方式、预期效果、手术风险和处置预案等进行讨论的制度。

（二）基本要求

1.除以紧急抢救生命为目的的急诊手术外，所有住院患者手术必须实施术前讨论，术者必须参加。

2.术前讨论的范围包括手术组讨论、医师团队讨论、病区内讨论和全科讨论。临床科室应当明确本科室开展的各级手术术前讨论的范围并经医疗管理部门审定。全科讨论应当由科主任或其授权的副主任主持，必要时邀请医疗管理部门和相关科室参加。患者手术涉及多学科或存在可能影响手术的合并症的，应当邀请相关科室参与讨论，或事先完成相关学科的会诊。

3.术前讨论完成后，方可开具手术医嘱，签署手术知情同意书。

4.术前讨论的结论应当记入病历。

九、死亡病例讨论制度

（一）定义

指为全面梳理诊疗过程、总结和积累诊疗经验、不断提升诊疗服务水平，对医疗机构内死亡病例的死亡原因、死亡诊断、诊疗过程等进行讨论的制度。

（二）基本要求

1.死亡病例讨论原则上应当在患者死亡1周内完成。尸检病例在尸检报告出具后1周内必须再次讨论。

2.死亡病例讨论应当在全科范围内进行，由科主任主持，必要时邀请医疗管理部门和相关科室参加。

3.死亡病例讨论情况应当按照本机构统一制定的模板进行专册记录，由主持人审核并签字。死亡病例讨论结果应当记入病历。

4.医疗机构应当及时对全部死亡病例进行汇总分析，并提出持续改进意见。

十、查对制度

（一）定义

指为防止医疗差错，保障医疗安全，医务人员对医疗行为和医疗器械、设施、药品等进行复核查对的制度。

（二）基本要求

1.医疗机构的查对制度应当涵盖患者身份识别、临床诊疗行为、设备设施运行和医疗环境安全等相关方面。

2.每项医疗行为都必须查对患者身份。应当至少使用两种身份查对方式，严禁将床号作为身份查对的标识。为无名患者进行诊疗活动时，须双人核对。用电子设备辨别患者身份时，仍需口语化查对。

3.医疗器械、设施、药品、标本等查对要求按照国家有关规定和标准执行。

十一、手术安全核查制度

（一）定义

指在麻醉实施前、手术开始前和患者离开手术室前对患者身份、手术部位、手术方式等进行多方参与的核查，以保障患者安全的制度。

（二）基本要求

1.医疗机构应当建立手术安全核查制度和标准化流程。

2.手术安全核查过程和内容按国家有关规定执行。

3.手术安全核查表应当纳入病历。

十二、手术分级管理制度

（一）定义

指为保障患者安全，按照手术风险程度、复杂程度、难易程度和资源消耗不同，对手术进行分级管理的制度。

（二）基本要求

1.按照手术风险性和难易程度不同，手术分为四级。具体要求按照国家有关规定执行。

2.医疗机构应当建立手术分级管理工作制度和手术分级管理目录。

3.医疗机构应当建立手术分级授权管理机制，建立手术医师技术档案。

4.医疗机构应当对手术医师能力进行定期评估，根据评估结果对手术权限进行动态调整。

十三、新技术和新项目准入制度

（一）定义

指为保障患者安全，对于本医疗机构首次开展临床应用的医疗技术或诊疗方法实施论证、审核、质控、评估全流程规范管理的制度。

（二）基本要求

1.医疗机构拟开展的新技术和新项目应当为安全、有效、经济、适宜、能够进行临床应用的技术和项目。

2.医疗机构应当明确本机构医疗技术和诊疗项目临床应用清单并定期更新。

3.医疗机构应当建立新技术和新项目审批流程，所有新技术和新项目必须经过本机构相关技术管理委员会和医学伦理委员会审核同意后，方可开展临床应用。

4.新技术和新项目临床应用前，要充分论证可能存在的安全隐患或技术风险，并制定相应预案。

5.医疗机构应当明确开展新技术和新项目临床应用的专业人员范围，并加强新技术和新项目质量控制工作。

6.医疗机构应当建立新技术和新项目临床应用动态评估制度，对新技术和新项目实施全程追踪管理和动态评估。

7.医疗机构开展临床研究的新技术和新项目按照国家有关规定执行。

十四、危急值报告制度

（一）定义

指对提示患者处于生命危急状态的检查、检验结果建立复核、报告、记录等管理机制，以保障患者安全的制度。

（二）基本要求

1.医疗机构应当分别建立住院和门急诊患者危急值报告具体管理流程和记录规范，确保危急值信息准确，传递及时，信息传递各环节无缝衔接且可追溯。

2.医疗机构应当制定可能危及患者生命的各项检查、检验结果危急值清单并定期调整。

3.出现危急值时，出具检查、检验结果报告的部门报出前，应当双人核对并签字确认，夜间或紧急情况下可单人双次核对。对于需要立即重复检查、检验的项目，应当及时复检并核对。

4.外送的检验标本或检查项目存在危急值项目的，医院应当和相关机构协商危急值的通知方式，并建立可追溯的危急值报告流程，确保临床科室或患方能够及时接收危急值。

5.临床科室任何接收到危急值信息的人员应当准确记录、复读、确认危急值结果，并立即通知相关医师。

6.医疗机构应当统一制定临床危急值信息登记专册和模板，确保危急值信息报告全流程的人员、时间、内容等关键要素可追溯。

十五、病历管理制度

（一）定义

指为准确反映医疗活动全过程，实现医疗服务行为可追溯，维护医患双方合法权益，保障医疗质量和医疗安全，对医疗文书的书写、质控、保存、使用等环节进行管理的制度。

（二）基本要求

1.医疗机构应当建立住院及门急诊病历管理和质量控制制度，严格落实国家病历书写、管理和应用相关规定，建立病历质量检查、评估与反馈机制。

2.医疗机构病历书写应当做到客观、真实、准确、及时、完整、规范，并明确病历书写的格式、内容和时限。

3.实施电子病历的医疗机构，应当建立电子病历的建立、记录、修改、使用、存储、传输、质控、安全等级保护等管理制度。

4.医疗机构应当保障病历资料安全，病历内容记录与修改信息可追溯。

5.鼓励推行病历无纸化。

十六、抗菌药物分级管理制度

（一）定义

指根据抗菌药物的安全性、疗效、细菌耐药性和价格等因素，对抗菌药物临床应用进行分级管理的制度。

（二）基本要求

1.根据抗菌药物的安全性、疗效、细菌耐药性和价格等因素，抗菌药物分为非限制使用级、限制使用级与特殊使用级三级。

2.医疗机构应当严格按照有关规定建立本机构抗菌药物分级管理目录和医师抗菌药物处方权限，并定期调整。

3.医疗机构应当建立全院特殊使用级抗菌药物会诊专家库，按照规定规范特殊使用级抗菌药物使用流程。

4.医疗机构应当按照抗菌药物分级管理原则，建立抗菌药物遴选、采购、处方、调剂、临床应用和药物评价的管理制度和具体操作流程。

十七、临床用血审核制度

（一）定义

指在临床用血全过程中，对与临床用血相关的各项程序和环节进行审核和评估，以保障患者临床用血安全的制度。

（二）基本要求

1.医疗机构应当严格落实国家关于医疗机构临床用血的有关规定，设立临床用血管理委员会或工作组，制定本机构血液预订、接收、入库、储存、出库、库存预警、临床合理用血等管理制度，完善临床用血申请、审核、监测、分析、评估、改进等管理制度、机制和具体流程。

2.临床用血审核包括但不限于用血申请、输血治疗知情同意、适应证判断、配血、取血发血、临床输血、输血中观察和输血后管理等环节，并全程记录，保障信息可追溯，健全临床合理用血评估与结果应用制度、输血不良反应监测和处置流程。

3.医疗机构应当完善急救用血管理制度和流程，保障急救治疗需要。

十八、信息安全管理制度

（一）定义

指医疗机构按照信息安全管理相关法律法规和技术标准要求，对医疗机构患者诊疗信息的收集、存储、使用、传输、处理、发布等进行全流程系统性保障的制度。

（二）基本要求

1.医疗机构应当依法依规建立覆盖患者诊疗信息管理全流程的制度和技术保障体系，完善组织架构，明确管理部门，落实信息安全等级保护等有关要求。

2.医疗机构主要负责人是医疗机构患者诊疗信息安全管理第一责任人。

3.医疗机构应当建立患者诊疗信息安全风险评估和应急工作机制，制定应急预案。

4.医疗机构应当确保实现本机构患者诊疗信息管理全流程的安全性、真实性、连续性、完整性、稳定性、时效性、溯源性。

5.医疗机构应当建立患者诊疗信息保护制度，使用患者诊疗信息应当遵循合法、依规、正当、必要的原则，不得出售或擅自向他人或其他机构提供患者诊疗信息。

6.医疗机构应当建立员工授权管理制度，明确员工的患者诊疗信息使用权限和相关责任。医疗机构应当为员工使用患者诊疗信息提供便利和安全保障，因个人授权信息保管不当造成的不良后果由被授权人承担。

7.医疗机构应当不断提升患者诊疗信息安全防护水平，防止信息泄露、毁损、丢失。定期开展患者诊疗信息安全自查工作，建立患者诊疗信息系统安全事故责任管理、追溯机制。在发生或者可能发生患者诊疗信息泄露、毁损、丢失的情况时，应当立即采取补救措施，按照规定向有关部门报告。

国家卫生健康委办公厅关于印发
公立医院章程范本的通知

（国卫办医函〔2019〕871号）

各省、自治区、直辖市及新疆生产建设兵团卫生健康委：

为落实《关于开展制定医院章程试点工作的指导意见》（国卫办医发〔2018〕12号）和《关于加强公立医院党的建设工作的意见》相关要求，指导医院科学、规范开展章程制定工作，顺利完成章程制定工作目标，我委制定了《公立医院章程范本》。现印发给你们，供各地推进医院章程制定工作时参考，并将有关要求通知如下：

一、科学开展章程制修订工作

请各试点医疗机构在制修订章程时，从历史、现状和本地政策出发，结合医院功能定位、等次、规模和发展等实际情况，兼顾相关规定的有效衔接和内在逻辑，因地制宜地科学使用《公立医院章程范本》，完善医院管理制度。

二、有序推动章程试点工作

各级卫生健康行政部门和医院主管部门要对辖区试点医院的章程制修订、产生和执行情况加强指导和监督，对章程制修订过程和执行层面的错误做法及时纠正，对好的经验做法认真总结并推广，推动章程试点工作有序开展。

三、认真报送相关工作情况

各省级卫生健康行政部门要注重搜集辖区卫生健康行政部门和医疗机构在章程试点工作中的典型案例，充分展现章程在医院管理方面发挥的积极作用，并将有关情况随时报送我委。各省级卫生健康行政部门要在2019年12月底前，将试点工作总结报送我委医政医管局。

附件：

公立医院章程范本

序　言

医院基本情况：历史沿革、发展历程及目前相关情况介绍。

为建立现代医院管理制度，根据《关于加强公立医院党的建设工作的意见》《医疗机构管理条例》《国务院办公厅关于建立现代医院管理制度的指导意见》《公立医院领导人员管理暂行办法》《国家卫生健康委员会党组关于印发加强公立医院党的建设工作的意见实施办法的通知》和《关于开展制定医院章程试点工作的指导意见》等国家有关法律法规、规章和规范性文件，结合医院实际，制定本章程。国有企业、大学等举办主体可参照此章程。

目 录

第一章 总 则

第一条 举办主体：×××。

第二条 医院名称：第一名称×××，第二名称×××；中文简称：×××；英文名称：×××；英文缩写：×××。

第三条 医院地址：×××；医院网址：×××。

第四条 医院性质：非营利性医疗机构，具有独立法人资格。

第五条 领导体制：实行党委领导下的院长负责制，院长是医院的法定代表人。

第六条 功能定位：依照相关政府部门规定和要求，医院承担临床医疗、医学教育、医学科研、预防保健等任务，是（国家级、区域、县级）医疗中心，是否为×××医学院教学医院，是否为住院医师规范化培训基地，是否为×××级医学科技创新基地。（依据医院的具体设置情况决定，如有院区可分别描述）

第七条 医院宗旨：贯彻落实新时期我国卫生与健康工作方针，坚持以人民健康为中心，以救死扶伤、防病治病、提高人民健康水平和促进医学事业发展为宗旨。

第八条 医院核心理念：×××。

第九条 发展目标：×××。

第二章 医院外部治理体系

第一节 举办主体的权利与义务

第十条 举办主体按照党和政府赋予职责和法律法规规定，依法履行领导责任、保障责任、管理责任、监督责任，维持医院的公益性。教育部门、企业等部门举办主体可参照执行。

第十一条 举办主体行使医院的举办权、重大事项决策权、资产收益权等，行使涉外合作交流、与其他投资主体投资合作、注册举办新的机构、重大投资建设、大型医用设备配置等重大发展权。

第十二条 举办主体审定医院章程、发展规划、重大项目、收支预算等。

第十三条 举办主体以公益性和运行绩效为核心对医院实施年度绩效考核，考核结果与举办主体对医院的投入等挂钩。

第十四条 上级党委和政府任免（聘任）医院党政领导人员，开展年度考核和任期目标考核，坚持考用结合，将考核结果与选拔任用、培养教育、管理监督、激励约束、问责追责等结合起来，推动能上能下，促进担当作为。建立容错纠错机制，激励医院领导人员不断推进工作创新。

第十五条 举办主体对医院预算管理、财务收支和国有资产运营情况进行监管，并监督医院实现公益性目标。

第十六条 举办主体为医院建立科学补偿机制提供条件，理顺医疗服务价格，落实政府投入，保障医院可持续发展。

第二节 医院的权利与义务

第十七条 医院在举办主体的指导下，履行相关职责，承担相关义务：

（一）贯彻落实新时期我国卫生与健康工作方针，坚持公益性，保障人民群众健康，推动医院各方面工作健康发展。

（二）为人民群众提供医疗保健、疾病预防、健康教育、健康科普等医疗和一定的公共卫生服务。

（三）承担院校医学教育、毕业后医学教育（含住院医师规范化培训、专科医师规范化培训）和继续医学教育，不断提升医学人才能力素质和工作水平。（是否承担，根据医院实际情况决定）

（四）开展临床医学和基础医学研究，推动医学科技成果转化。（是否承担，根据医院实际情况决定）

（五）按照举办主体和有关部门批准的范围开展对外技术交流和国际合作。（是否承担，根据医院实际情况决定）

（六）按照举办主体和有关部门批准的范围开展涉外医疗服务，承担重大活动医疗保障任务，承担突发公共事件的医疗卫生救助。（是否承担，根据医院实际情况决定）

（七）根据规划和需求，经举办主体和有关部门批准，可与社会力量合作举办新的非营利性医疗机构或在人才、管理、服务、技术、品牌等方面建立协议合作关系。

（八）经举办主体和有关部门批准，与相关医疗机构组成医联体或医共体，推动形成基层首诊、双向转诊、急慢分治、上下联动的分级诊疗模式。

（九）开展援疆援藏、对口帮扶、送医下乡等健康扶贫和志愿者服务工作。（具体形式根据医院实际情况决定）

（十）承担上级党委和政府交办的其他事项。

第十八条 医院的业务范围以×××事业单位登记管理局登记的业务范围和×××市卫生健康委（局）核发的医疗机构执业许可证登记内容为准。医院在登记的业务范围内从事活动，一切活动遵守国家有关法律、法规和部门规章，不受任何机关、团体、个人侵犯或非法干涉。

第十九条 坚持依法治院，建立医疗机构依法决策、依法管理、依法执业机制，健全医院法治工作制度、合规性审查制度和法律顾问制度，推动医院内部治理现代化。

第二十条 医院依法依规行使内部人事管理、机构设置、资源配置、中层干部聘任、人员招聘和人才引进、内部绩效考核与薪酬分配、年度预算执行等运营管理自主权。

第二十一条 医院接受上级党委和政府有关部门的业务指导和监督管理，接受审计、财政、价格、医保、卫生健康等政府部门及举办主体的监督，保证医院日常执业行为及财务收支状况的健康运行。

第二十二条 医院主动接受社会监督和舆论监督。建立健全第三方满意度评价机制，建立完善的监督评价体系；依法实行院务公开，真实、完整、及时地公布服务信息，主动接受社会评价和监督。

第三章　医院内部治理体系

第一节　党委、纪委

第二十三条　医院设立中国共产党×××医院委员会（以下简称医院党委）。医院党委发挥把方向、管大局、作决策、促改革、保落实的领导作用。主要职责如下：

（一）贯彻落实党的基本理论、基本路线、基本方略，贯彻落实党的卫生与健康工作方针，贯彻落实深化医药卫生体制改革政策措施，坚持公立医院公益性，确保医院改革发展正确方向。

（二）依照有关规定讨论和决定医院改革发展、财务预决算、预算绩效、"三重一大"、内部组织机构设置，以及涉及医务人员权益保障等的重大问题。

（三）坚持党管干部原则，按照干部管理权限领导医院干部的选拔任用工作，认真做好离退休干部工作。

（四）坚持党管人才原则，讨论决定医院人才工作的政策措施，创新用人机制，优化人才成长环境。

（五）做好思想政治、意识形态和宣传工作，开展社会主义核心价值观教育，弘扬崇高精神，加强医德医风、精神文明和医院文化建设。

（六）完善医院党组织设置和工作机制，提升组织力，增强政治功能，严格党的组织生活，扩大党内基层民主，抓好发展党员和党员教育管理监督服务工作。严格执行"三会一课"、民主生活会和组织生活会、主题党日等制度。

（七）履行全面从严治党主体责任，支持纪检机构履行监督责任，加强医院党风廉政建设和反腐败工作。

（八）全面落实党的统一战线方针政策，做好统战工作。

（九）领导和支持工会、共青团等群团组织和职工代表大会开展工作。

第二十四条　医院党委实行集体领导和个人分工负责相结合的制度。设党委书记1名，主持党委全面工作，是医院党建工作的第一责任人，医院党政领导班子其他党员成员严格落实"一岗双责"。医院党委委员数量、党委副书记职数以上级党委批复为准。党委书记、副书记、党委委员按照干部管理权限和基层党组织选举有关规定产生。任期按党内有关规定执行。

第二十五条　公立医院内设机构党组织是党在公立医院全部工作和战斗力的基础，要充分发挥战斗堡垒作用，着力提升组织力、突出政治功能，认真履行直接教育党员、管理党员、监督党员和组织群众、宣传群众、凝聚群众、服务群众的职责。参与内设机构重大问题的决策，保证内设机构行政负责人充分行使职权。

第二十六条　医院设立纪律检查委员会（以下简称医院纪委）。医院纪委在医院党委和上级纪委的领导下，全面落实监督执纪问责职责。主要职责如下：

（一）检查医院贯彻落实党的路线方针政策和医院重大决策部署的情况。

（二）监督党员干部特别是关键岗位、重要人员履职和用权情况。

（三）开展党纪教育，推进廉政文化建设，筑牢党员干部拒腐防变的思想道德和法纪防线。

（四）开展作风督查，促进医院严格落实中央八项规定。

（五）完善反腐倡廉制度规范，构建系统化防治腐败工作制度体系。

（六）依纪依法查办案件，坚决惩治腐败行为。

第二十七条　医院纪委书记是履行医院党风廉政建设监督责任的第一责任人。医院纪委副书记职数和纪委委员数量以上级纪委批复为准。医院纪委书记、副书记、纪委委员按照有关规定和程序选举产生。医院纪委任期与医院党委任期相同。

第二十八条　医院为党组织活动提供必要条件，设立党委办公室、组织、宣传、统战、纪检等党务工作机构，保障活动场所和活动经费，党建工作经费列入医院年度经费预算。

第二节　医院领导班子

第二十九条　医院设院长1名。院长是医院运营管理的第一责任人，在医院党委领导下，全面负责医院医疗、教学、科研、行政管理工作，为医院的法定代表人。副院长职数按相关规定配置。副院长负责协助院长分管相关工作。医院设置总会计师1人，作为医院领导班子成员协助院长管理医院经济和运营工作（是否作为领导班子成员由上级党委和政府按照干部管理权限确定）。行政领导人员每个任期一般为三至五年。

第三十条　医院领导班子成员由上级党委和政府按照干部管理权限，根据工作需要和领导班子建设实际，依照相关程序选拔任用。院长和分管医疗、科研、教学等相关业务的副院长，一般应当从医疗卫生领域选拔。院领导班子成员定期述职，接受举办主体的考核和医院职工的评议。

第三十一条 院长的主要职责:

(一)负责医院的日常运行管理,召集和主持院长办公会会议,组织开展医疗、教学和科研等业务工作,落实政府办医目标,不断提高医院为人民群众服务的水平。

(二)在医院党委领导下,参与制定并负责组织实施医院中长期发展规划、年度工作计划,加强学科建设和人才培养,促进医院科学发展。

(三)按照相关程序建立健全医院内部管理制度,促使医院高效运营;合理配置和有效利用医院资产,维护资产的安全完整。

(四)每年向医院党委会、职工代表大会报告工作,组织处理有关行政工作提案;尊重和维护专业委员会、群团组织的合法权益,支持其履行职权。

(五)法律、法规、规章规定的其他职责。

第三十二条 医院领导班子实行任期目标责任制。任期目标按照上级对公立医院改革发展的要求,依照相关规定和医院实际确定。

第三十三条 医院领导班子及其成员实行年度考核和任期考核。考核评价以任期目标为依据,以日常管理为基础,以公益性为导向,注重工作实绩和社会效益;坚持党建工作与业务工作同步考核。

因年龄、健康等原因,或被认定为不适宜担任现职的,按照有关规定予以组织调整或者组织处理。

第三十四条 医院贯彻全面从严治党要求,完善院领导班子的监督约束机制,构建严密有效的监督体系,发挥党内监督、民主监督、法律监督、审计监督和舆论监督等作用，督促领导班子认真履职尽责，依法依规办事，保持清正廉洁。

第三节 医院内部机构

第三十五条 医院依据相关法律法规和国家规定，结合医院宗旨、发展目标、业务范围和实际需要，本着精简、高效、统一的原则，设立职能部门和临床医技科室。

职能部门主要职责：执行医院管理决定；执行、细化医院在医疗、教学、科研、护理、信息、行政、后勤等方面的管理制度；为医院业务发展及学科建设提供决策依据与管理支持。

临床医技科室主要职责：依法组织开展学科范围内的相关医疗执业活动，为患者提供诊疗、护理、康复和健康咨询等服务；负责提高本科室质量管理和患者服务水平；开展学科建设、医学教育、人才培养和科研工作；承担医院交办的其他工作。

第三十六条 医院依法设置工会、妇委会、共青团等群众组织。各群众组织在党委的领导下，履行各自职责。工会依法组织员工参与医院的民主决策、民主管理和民主监督。民主党派基层组织依照法律和各自章程开展活动。

第三十七条 医院职工代表大会（以下简称医院职代会）是医院实行民主管理的基本形式，是职工依法行使民主管理权利的机构。医院职代会每年举行1~2次。医院职代会行使下列职权：

（一）听取并审议医院章程及各项规章制度的制定和修订情况报告，提出意见和建议。

（二）听取并审议院长工作报告、总体发展规划、年度工作计划、重大改革方案、财务工作及其他专项工作报告等重大问题，提出意见和建议。

（三）审议并监督落实涉及职工切身利益的福利待遇、薪酬分配等有关的重大事项，维护职工合法权益。

（四）审议上一届（次）医院职代会提案的办理情况报告，检查监督职代会决议、代表提案的落实，听取和反映职工的意见和要求。

（五）按照有关规定对医院领导班子进行民主监督和评议。

（六）讨论其他需要经医院职代会审议、通过或决定的事项。

（七）医院职代会闭会期间，遇重大事项需要征求职代会代表意见时，可临时召集职代会代表对所议事项征求意见并进行符合职代会规定的有效表决。

第三十八条　医院根据工作需要设立学术、医疗、信息、教育、科研、药事、伦理等专业委员会，辅助医院行政领导班子对相应具体事务进行专业化决策与管理。

第四章　医院员工

第三十九条　医院员工系指医院依法聘用的全体工作人员。

第四十条　医院坚持德才兼备、以德为先的用人标准，贯彻民主、公开、竞争、择优的原则，实行公开招聘制度，推行岗位管理制度，按需设岗、按岗聘用、合同管理。

第四十一条　医院员工享有下列权利：

（一）按工作职责和有关规定申请及合理使用公共资源。

（二）在思想政治表现、职业道德、业务水平和工作实绩等方面获得公正评价。

（三）公平获得职业发展所需要的机会和条件。

（四）公平获得各种奖励和荣誉称号。

（五）知悉医院改革、建设和发展及关涉切身利益的重大事项，参与民主管理和监督，对医院工作提出意见和建议。

（六）就职务晋升、岗位聘任、福利待遇、评先评优、纪律处分等事项表达异议和提出申诉。

（七）依照法律、法规、规章、医院规定和合同约定，获得薪酬及其他福利待遇。

（八）法律、法规、规章与合同约定的其他权利。

第四十二条 医院员工应当履行下列义务：

（一）以人为本，践行全心全意为人民健康服务的宗旨和医院文化理念。

（二）遵纪守法，自觉遵守国家法律法规、行业规章和医院各项制度规定。

（三）尊重患者，优质服务，保护患者的生命健康权、人格权、知情权、隐私权以及民族习惯和宗教信仰。

（四）爱岗敬业、精益求精，不断提高业务能力和服务水平。

（五）廉洁行医，恪守医德。不得有收受"红包"和"回扣"以及其他有违医德、有损患者权益的言行。

（六）法律、法规、规章与合同约定的其他义务。

第四十三条　医院兼职教授、退休后返聘人员、博士后研究人员、访问学者及其他医疗、科研、教学、管理工作者，在医院工作期间，依法、依规、依约享有相应权利，履行相应义务。

第五章　运行管理

第一节　基本原则

第四十四条　医院建立健全科学高效的决策、激励、竞争和监督机制，保持正确办院方向，提高医院运行效率，形成维护公益性、调动积极性、保障可持续的运行机制，努力实现社会效益与运行效率的有机统一。

第二节　决策机制

第四十五条　党委会议的决策范围：

（一）重大决策事项：医院贯彻执行党和国家的路线方针政策、法律法规和上级决定的重大部署；党的建设、意识形态、思想政治建设、党风廉政建设等重要工作；医院重要改革、发展建设和学科建设等规划以及年度工作计划；医院人才工作规划、人才引进方案与政策措施；医院重要规章制度；内部组织机构、人员岗位的设置和重要调整；评优评先及奖励、职工薪酬分配及福利待遇和关系职工权益的重要事项；医院年度财务预算方案、决算情况的审定和预算执行与决算审计、预算绩效管理情况；医院重要资产处置、重要资源配置；以及其他重大决策事项。

（二）重要人事任免事项：医院管理的干部、内部组织机构负责人以及享受相应待遇的非领导职务人员的任免，给予党纪政纪处分，推荐后备干部、党代会代表、人大代表、政协委员等人选，以及其他重要干部人事任免事项。

（三）重大项目安排事项：各级各类重点建设项目，国内国（境）外交流与合作重要项目，大型医用设备、大宗医院耗材、器械物资采购和购买服务，基本建设和大额度基建修缮项目，以及其他重大项目安排事项。

第四十六条 院长办公会议的议事决策范围：

（一）讨论决定贯彻落实党委会决议的有关措施。

（二）讨论通过拟由党委会研究决定的重大决策、重大项目安排和大额度资金使用事项的方案。

（三）讨论决定重要人事管理事项：如职称评聘、常规晋升晋级及日常人员招用、解聘、调动等医院人事工作的事项；招生培训、一线岗位人才引进等医院人才培养工作的事项。

（四）讨论决定医院医疗、教学、科研和行政管理中其他需要集体决策的事项。

第四十七条 会议集体决策程序：

（一）党委会议由党委书记召集并主持，不是党委委员的院长、副院长可列席会议。党委会议决定重要事项，应当逐项进行讨论和表决，以赞成人数超过应参会人数半数为通过。

（二）院长办公会议由院长召集并主持，院行政班子领导人员和纪委书记参加会议，党委其他班子成员可视议题情况列席。院长办公会议讨论研究事项，与会人员应当明确表示同意、不同意或缓议的意见，院长应当在广泛听取与会人员意见基础上，对讨论研究的事项作出决定。

（三）重要行政、业务工作应当先由院长办公会议讨论通过，再由党委会议研究决定。院长办公会议的重要议题，应当在会前听取书记意见。重大事项提交集体决策前，书记、院长和有关领导班子成员应当个别酝酿、充分沟通，书记、院长意见不一致的议题应暂缓上会。

党委会、院长办公会实行主要领导末位发言制，遵循保密要求和近亲属及利益关联回避原则。

第四十八条 医院学术、医疗、信息、教育、科研、药事、伦理等专业委员会主任和成员由院长提出人选，报医院党委会议审定，院长任命。各专业委员会依照章程运作。

第四十九条 坚持以会议形式集体决策重要事项。党委会、院长办公会须有半数以上成员到会方能召开，讨论决策重要事项时须有三分之二以上成员到会方能召开，会议记录完整存档。

第五十条 医院各科室（部门）成立管理团队，负责制定科室（部门）的民主决策制度、管理团队会议制度以及科室（部门）会议制度，实行科（部门）务公开，推行民主管理。

第三节 激励机制

第五十一条 医院实行目标责任制，各层级、各部门管理人员结合实际工作制定统一协调、切实可行、有据可考的发展目标和工作规划。

医院发展规划由院领导班子会议集体讨论、医院党委会议研究并交职工代表大会讨论审议后报举办主体审批；科室（部门）工作计划由本科室（部门）管理团队讨论制定，经主管院领导审核，报院领导班子会批准通过并备案。

发展规划和工作计划要有落实保障机制，坚持责任到人、任务到岗，明确时间和质量要求。

第五十二条 医院坚持精神奖励与物质奖励相结合，奖励与惩罚相结合，建立激励约束机制。对爱岗敬业、表现突出、作出重大贡献或在突发事件中表现突出的集体和人员给予奖励；对违法违纪、失职渎职的人员予以相应处分。

第五十三条 聘用晋升：医院实行岗位管理制度，逐步实行评聘分开，签订聘用合同，定期考核，能上能下；基于人员结构比例和学科发展，公平、公正、公开考评，专家评审委员会严格把关，纪检监察部门全程监督，并经全院公示通过后晋升。

第五十四条 绩效考核：医院建立院科（部门）两级考核制度，考核结果作为岗位聘用、选拔晋升、评先奖优、薪酬分配、问责追责的重要依据。

对科室（部门）考核主要围绕医疗质量、运营效率、持续发展和满意度评价等方面建立科学合理、有针对性、可操作的考核方案并定期修订，不设定创收等经济指标。

对个人考核建立以聘用合同和岗位职责为依据、以工作绩效为重点、以服务对象满意度为基础的考核办法。

第五十五条 薪酬分配：落实"两个允许"的要求，合理确定医院薪酬水平；建立与岗位职责、工作业绩、实际贡献紧密联系的分配机制，向关键和紧缺岗位、高风险和高强度岗位、高层次人才、业务骨干和作出突出成绩的医务人员倾斜。医务人员个人薪酬不与药品、卫生材料、检查、化验等业务收入挂钩。

统筹考虑编制内外人员薪酬待遇，坚持同岗同酬同待遇。

第五十六条 职业发展：医院建立健全以岗位职责任务为基础的培训制度，为员工成长成才提供良好的条件。落实住院医师规范化培训、专科医师规范化培训和继续医学教育等制度，提高各类人员履行岗位职责的能力水平。

第四节 监督机制

第五十七条 党纪监督：充分发挥党委的领导作用，保障党的政策方针在医院实行；全面从严治党，加强医院党风廉政建设和反腐败工作。

医院纪委是医院的党内监督机构，在医院党委和上级纪委的领导下，依据党章和党内法规履行监督责任。

医院设立党风监督员、特邀监察员和社会监督员，建立健全党风行风监督体系。

第五十八条 外部监督：医院接受卫生健康行政部门的统一规划、统一准入、统一监管，接受上级党委和政府对医院运营管理情况的日常监督和年度绩效考核，按照医疗行业协会、学会等社会组织的引导，依法经营、严格自律。

第五十九条 内部监督：医院职代会是医院依法保障职工参与民主管理和监督、维护职工合法权益的基本组织形式，医院鼓励和支持职工通过职代会和其他正常途径对医院的工作提出意见和建议。

医院实行院务公开制度，对"三重一大"事项以多种形式向全院通报，接受全院职工监督。

第六十条 医院建立内部审计制度，设立审计机构，依法独立行使审计职权，对医院业务活动、内部控制进行审计，对内部机构负责人经济责任进行审计。

第五节 医疗质量安全管理

第六十一条 医疗质量与患者安全是医院管理的核心。医院坚持"以患者为中心"，建立全员参与、覆盖临床诊疗服务全过程的医疗质量管理与控制工作制度，促进医疗质量的持续改进。实施改善医疗服务行动计划，提升患者满意度。

第六十二条 医疗质量管理实行院、科两级责任制。院长是医院医疗质量管理的第一责任人，各科室主任是本科室医疗质量管理的第一责任人。

第六十三条 健全医院质量管理组织体系，设置医疗质量与安全管理委员会、质量管理部门和科室质量与安全管理小组等，明确职责，实现决策、控制、执行三个层面的管理。

第六十四条 各科室及医务人员严格遵循临床诊疗指南、临床技术操作规范、行业标准等有关要求开展诊疗工作，严格遵守医疗质量安全核心制度，做到合理检查、合理用药、合理治疗。

第六十五条 各科室定期对医务人员进行"基础理论、基本知识、基本技能"的训练与考核，把"严格要求、严密组织、严谨态度"落实到各项工作中。

第六十六条　医院建立不良事件上报系统，强化重点部门、重点人员、重点环节的安全管理，完善工作流程和应急预案，建立健全医疗安全风险防范体系。

第六十七条　医院定期开展患者和员工满意度调查，努力改善患者就医体验和员工执业感受。

第六十八条　医院设立患者投诉与服务部门，开设医患纠纷处理窗口，对外公布医患纠纷处理制度、服务流程和投诉电话，支持医患之间依法处理矛盾纠纷，支持医疗纠纷人民调解组织参与本院医患纠纷调解服务。

第六节　财务资产管理

第六十九条　医院经费来源主要包括财政拨款收入、事业收入、上级补助收入、附属单位上缴收入、经营收入、非同级财政拨款收入、投资收益、捐赠收入、利息收入、租金收入和其他收入。医院对占有、使用的国有资产依法依规实施管理。任何个人不得侵占、挪用医院资产。

第七十条　医院实行"统一领导、集中管理"的财务管理体制。财务收支、预算决算、预算绩效、会计核算、成本管理、价格管理、资产管理等工作必须纳入医院财务部门统一管理。

第七十一条　医院实施全面预算管理，建立健全预算管理制度；强化成本核算与控制，逐步实行医院全成本核算。

第七十二条　医院依照相关财经法律法规和制度，结合医院宗旨，制定本院财务会计管理制度、内部控制制度、国有资产管理制度和对外投资合作制度等；依法进行会计核算，实行财务监督，加强经济管理，提高经济效益，实现国有资产保值增值。

第七十三条　医院接受捐赠须严格遵守国家法律法规，坚持自愿无偿、公益性和公开性原则。捐赠的使用须按照医院宗旨、捐赠协议约定和相关规定开展。

第七十四条　医院执行×××的价格标准和管理要求，执行所在地统一的政府采购政策。

第七十五条　医院因法定情形应当终止的，应当在举办主体和其他有关部门的指导下，成立清算机构，完成清算工作。医院终止后的剩余资产，在举办主体和有关机关的监督下，按照有关法律法规进行处置。

第七节　后勤、设备、物资和信息管理

第七十六条　医院后勤管理秉承"安全第一、服务患者、服务一线"的原则，按照规范化、标准化、专业化、信息化、智能化的要求，建立健全"后勤一站式"服务模式，推进医院后勤服务社会化。

第七十七条　医院强化发展建设规划编制和项目前期论证，落实基本建设项目法人责任制、招标投标制、合同管理制、工程监理制、质量责任终身制等。

第七十八条　医院合理配置适宜医学装备，建立采购、使用、维护、保养、处置全生命周期管理制度。药品、耗材等采购依据国家规范实行制度化管理。

第七十九条　医院要按照国家和行业发布的信息化相关标准和规范性文件要求，大力推进信息化标准化、规范化建设，基于医院信息平台

建立实用共享的医疗信息系统，推进医院内部信息系统与区域全民健康信息平台互联互通，强化医疗健康数据分析应用，提高医院服务质量和管理效率。积极应用新兴信息技术，不断拓展医疗服务空间和内容，优化医疗服务模式。完善信息安全保护制度，强化患者隐私保护，加强医院网络和信息安全建设管理。

第八节　文化建设

第八十条　医院弘扬和践行"敬佑生命、救死扶伤、甘于奉献、大爱无疆"的崇高精神，塑造医德高尚、医术精湛、医风严谨的行业风范。传承×××院训，围绕从"以治病为中心"向"以人民健康为中心"的转变，着力培育和塑造医学人文精神，打造有温度的医院，提供有关怀的医疗，培养有文化的医生。通过常态化思想教育、文化载体建设、文化理念与管理制度的深度融合，引导员工树立共同的使命追求、价值观念和行为方式，激发员工爱院、敬业、奉献的热情，增强医院凝聚力，不断提高医院文化软实力。

第八十一条　医院围绕文化建设目标愿景制定建设规划，分解任务目标，形成工作机制。文化建设由×××部门负责，医院保障文化建设充足的经费和人员投入。

第八十二条　强化精神引领，注重选树宣传先进典型，发挥典型示范带头作用，围绕典型人物打造医院品牌。

第八十三条　将文化元素融入医院环境建设，以患者为中心设计诊疗分区、就诊流程，充分利用院内空间建设医院文化宣传阵地，营造健康氛围，增强患者信心，倡导医患和谐。设置文化设施，建设文化场馆，打造文化传播品牌。

第八十四条 积极履行社会责任，服务和贡献社区；开展公益活动，帮扶弱势群体，以医院文化引领社会文明。

第八十五条 医院院徽：×××。

第八十六条 医院院歌：×××。

第八十七条 医院院庆日：×月×日。

第六章 附 则

第八十八条 医院有下列情形之一的，应当修改章程：

（一）章程规定事项与法律、法规、规章和国家有关政策相冲突的。

（二）法律、法规、规章和国家有关政策发生变化，需要对章程进行相应调整的。

（三）医院名称、类别等级、办医宗旨、发展目标等实际情况发生变化的。

（四）章程内容与患者利益或员工整体利益不符或有明显冲突的。

（五）有权提议修改章程的机构认为应当修改章程的其他情形。

第八十九条 医院按照如下程序修订章程：

（一）成立章程修订工作小组，形成章程的修订意见。

（二）将章程修改意见提交院长办公会、党委会审议，形成章程修订草案。

（三）将章程修订草案提交医院职代会听取意见，由医院职代会审议通过。

（四）报请举办主体和（或）上级主管部门审查批准。

（五）以医院名义发布，并报送登记管理机关备案。

第九十条　医院依据本章程制定完善相关规章制度，按照本章程实施管理。医院规章制度有关规定，凡与本章程不一致的，以本章程为准。

本章程未尽事宜，依照国家法律、行政法规及国家政策办理。

第九十一条　本章程于××××年××月××日经举办主体和（或）上级主管部门审查批准，自批准之日起生效。

第九十二条　本章程解释权属于×××（举办主体或举办主体授权的部门）。

国家卫生健康委 国家中医药局
关于加强公立医院运营管理的指导意见

（国卫财务发〔2020〕27号）

各省、自治区、直辖市及新疆生产建设兵团卫生健康委、中医药局，国家卫生健康委、国家中医药局预算管理医院：

当前，公立医院收支规模不断扩大，医教研防等业务活动、预算资金资产成本管理等经济活动、人财物技术等资源配置活动愈加复杂，经济运行压力逐渐加大，亟须坚持公益性方向，加快补齐内部运营管理短板和弱项，向精细化管理要效益。为落实《国务院办公厅关于建立现代医院管理制度的指导意见》（国办发〔2017〕67号）有关要求，推动公立医院高质量发展，推进管理模式和运行方式加快转变，进一步提高医院运营管理科学化、规范化、精细化、信息化水平，制定本指导意见。

184

一、总体要求和基本原则

公立医院运营管理是以全面预算管理和业务流程管理为核心，以全成本管理和绩效管理为工具，对医院内部运营各环节的设计、计划、组织、实施、控制和评价等管理活动的总称，是对医院人、财、物、技术等核心资源进行科学配置、精细管理和有效使用的一系列管理手段和方法。

（一）提高认识。加强公立医院运营管理，是以新发展理念引领医院高质量发展，落实现代医院管理制度的重要抓手；是深化公立医院综合改革，构建维护公益性、调动积极性、保障可持续的新运行机制的内在要求；是加强供给侧结构性改革，有效提升医疗、教学、科研、预防等核心业务供给效率的有力举措；是缓解公立医院经济运行压力，提升内部资源配置效率和运营管理效益的重要手段。

（二）总体要求。以新时期卫生与健康工作方针和公立医院事业发展战略规划为指引，坚持公益性，努力实现社会效益与经济效益的有机统一。大力推动公立医院核心业务工作与运营管理工作深度融合，将现代管理理念、方法和技术融入运营管理的各个领域、层级和环节，提升运营管理精细化水平；坚持高质量发展和内涵建设，通过完善管理制度、再造业务流程、优化资源配置、强化分析评价等管理手段，将运营管理转化为价值创造，有效提升运营管理效益和投入产出效率；重点关注各类业务活动内涵经济行为（即该项活动可以获取收入或耗费人财物等资源）的事项，建立健全内部控制管理和风险监控制度措施，使之既符合业务管理规范化要求，又满足风险防控精准化需要。全国所有公立医院均要持续加强运营管理工作，三级公立医院应作表率。

（三）基本原则。

1.公益性原则。以公益性为前提，以满足人民群众健康需求为出发点和落脚点，实现社会效益和服务效能最大化。

2.整体性原则。立足全局制订年度运营管理计划，动员全员参与运营活动各环节，统筹全部需求，有效配置各类资源。

3.融合性原则。将运营管理与医疗、教学、科研、预防等核心业务活动充分融合，促进业务活动衍生价值创造。

4.成本效率原则。权衡运营成本与运营效率，争取以合理的成本费用获取适宜的运营效率。

5.适应性原则。立足客观实际，构建适应公立医院自身发展特点的运营管理模式、架构和机制。

二、构建运营管理组织体系

（四）加强组织建设。

医院主要负责人全面负责医院运营管理工作，总会计师协助做好具体工作，各分管院领导对具体工作分工负责。

医院应当成立运营管理委员会，主要负责建立完善医院运营管理组织框架体系和各项规章制度，制订医院运营管理年度工作目标、指标和计划，审议医院运营管理分析评价报告，对医院运营管理工作提出意见和改进措施。

医院应当明确负责运营管理的部门开展相关工作，主要包括：研究起草运营管理工作制度、计划、分析评价报告等；提出完善运营管理流程、优化资源配置、绩效考核指标等意见建议；组织推动各项运营管理措施任务有效落实；组织开展运营效果分析评价，撰写运营效果分析报告等。

医院应当充实运营管理部门人员力量，配备具有财务、审计、人事、医疗、护理、物价、医保、信息化、工程技术等知识背景的人员担任运营管理员，切实承担好运营管理的具体工作。积极推行运营助理员、价格协管员制度等，辅助协同临床业务科室加强科室内部运营和价格管理工作。

（五）理顺运营机制。医院内部应当建立科学决策、分工负责、协同落实、分析评价、沟通反馈的运营管理高效机制。

1.强化决策机制。凡运营管理工作中涉及"三重一大"事项的，需经医院党委会研究讨论同意。需要进行合法性审核的事项，应当出具合法性审核意见。

2.健全分工机制。明确运营管理委员会、运营管理牵头部门、业务部门和行政后勤管理部门等在运营管理方面的工作职责和具体分工。

3.细化落实机制。逐级分解细化运营管理目标和任务，层层落实主体责任，确保各项任务有效落实。

4.实化评价机制。定期开展运营监控、执行检查和分析评价，动态掌握和评价运营管理工作进展及实施效果。

5.构建反馈机制。将运营效果和评价结果及时在医院内部各个层面进行沟通反馈，实现横纵双向协作，院科两级协同发展。

（六）完善制度体系。医院应当结合运营目标和精细化管理需求，聚焦人、财、物、技等核心资源，聚焦医、教、研、防等核心业务，以资源配置、流程再造、绩效考核为导向，建立健全运营管理制度体系，明确组织机构、职责权限、决策机制、业务规范、运营流程等内容，完善人力资源管理、空间和设施设备管理、绩效管理、财务管理、资产管理、风险防控管理、信息化管理等各项制度，有效保障运营管理规范化及高效协同运作，提升运营管理效率和质量。

三、明确运营管理重点任务

（七）明确管理范畴。

1.优化资源配置。依据医院建设规划和中长期事业发展规划，建立人、财、物、技术、空间、设施等资源分类配置标准；加强资源调配与优化，促进各类资源动态匹配，提高内部资源配置对医、教、研、防等业务工作的协同服务能力。

2.加强财务管理。强化全面预算、成本核算、基建财务、经济合同、价格、医保结算等管理，为运营管理提供坚实基础；将事业发展目标任务、绩效考核业务指标和质量控制流程要求等融入财务管理，发挥财务管理服务、保障和管控作用；加强财务信息共享共用，为业务发展提供支撑保障。

3.加强资产管理。加强货币资金、固定资产、无形资产、物资用品、在建工程等资产管理，构建资产采购、领用、库存等全链条管理体系；做好资产配置、使用、处置等各环节管理工作，强化资产使用效益的分析和追踪评价。

4.加强后勤管理。推进后勤服务社会化；加强水电气热、餐饮、环境卫生、建筑用房、安全保卫等后勤管理，优化服务流程，规范管理机制，强化能耗管控；探索智慧化"一站式"服务模式，持续改进后勤服务质量和效率。

5.加强临床、医技、医辅等业务科室运营指导。探索建立运营助理团队，常态化关注科室运营发展情况，有效指导医疗业务科室提升运营效益；强化教学、科研、预防、后勤服务等工作的制度管理和成本控制。

6.强化业务管理与经济管理相融合。强化预算、成本、绩效、内控管理意识，将经济管理各项要求融入医院核心业务流程和质量控制各环节，促进业务与资源管理深度融合；探索完善临床路径标准化，规范临床术语，促进医疗服务活动规范化管理；强化医疗服务行为转化为经济行为的流程管控和内部监管。

7.强化运营风险防控。加强内部审计监督管理、风险管理及内部控制建设，建立健全风险研判、评估和防控机制；加强单位层面、财务层面、业务层面内部控制建设，实现医院经济事项全过程管控；建立医疗、价格、财务等管理部门联检联查日常监督机制，定期和不定期开展医疗服务规范化管理检查，避免发生违法违纪违规追求经济利益的行为；加强债务风险管理，严禁举债建设。

8.加强内部绩效考核。医院应当根据卫生健康、中医药主管部门确定的绩效考核指标，建立内部综合绩效考核指标体系，从医疗、教学、科研、预防以及学科建设等方面全方位开展绩效评价工作，全面考核运营管理实施效果；通过强化信息技术保证考核质量，并将考核结果与改善内部管理有机结合。

9.推进运营管理信息化建设。按照国家和行业已发布的医院信息化建设标准，加强医院内部运营管理信息系统建设，促进实物流、资金流、业务流、信息流四流合一；加强各个信息系统的有效对接，确保各类数据信息的规范性、完整性和有效性，支撑运营数据的统计、分析、评价、监控等利用；加强运营管理信息安全，完善信息保护技术措施和制度。

（八）优化管理流程。医院应当将运营活动各环节的人、财、物、技术通过流程管理有机结合，形成统一的管理体系。要以患者和临床为中心，以公益性和事业发展战略为导向，以精细化和提质增效为目标，综合运用系统思维统筹优化管理流程，实现流程管理系统化、科学化、规范化和智能化。

1.梳理运营流程。按照业务活动规范和内在要求顺序，逐项绘制医院运营活动流程图；依据各项运营活动的制度依据、管理原则、质量要求、岗位职责、业务内容以及人财物技术等资源配置进行流程描述。同时，还要将内部控制要求嵌入运营流程的各个环节，做到环环相扣、相互制约、防范风险。

2.评价运营流程。从质量、风险、时间、成本等维度，定期检查评价各运营流程的科学性、规范性和适应性，找出问题，分析原因，提出建议。

3.优化运营流程。坚持问题导向和目标导向，注重系统性、协同性和高效性，持续优化运营流程设计，确保运营流程能够及时适应医院内外部环境和条件的不断变化。

4.推进流程管理标准化和信息化。经过实践检验并且切实可行的运营流程，要及时固化到规章制度和信息系统中，努力做到有章可循、规范运行、高质高效。

（九）强化信息支撑。医院应当充分利用现代化信息技术，加强医院运营管理信息集成平台标准化建设。

1.建立运营管理系统和数据中心，实现资源全流程管理。主要围绕人力、财务、物资、基础运行、综合决策等五大领域，医疗、医保、药品、教学、科研、预防等六大事项，重点建设人力资源管理系统，资金结算、会计核算、预算管理、全成本管理、审计管理等财务系统，绩效考核系统，物资用品管理系统（药品、试剂、高值耗材、低值耗材及办公用品、消毒器械及材料、物资条码等）、采购管理系统（供应商、采购计划、订单管理等）、制剂管理系统（中药材和制剂原料、中药饮片和制剂成品）、资产管理系统（房屋、医疗设备、后勤设备、无形资产、在建工程），内部控制、项目、合同、科研、教学、后勤等管理系统，以及基础平台、数据接口和运营数据中心等。

2.促进互联互通，实现业务系统与运营系统融合。医院应当依托信息平台，加强信息系统标准化、规范化建设，强化数据的协同共享，实现临床与管理系统间的互联互通。通过信息系统应用完成原有工作流程的重新梳理及再造，让信息多跑路，实现业务管理与运营管理的充分融合。

3.利用数据分析技术，构建运营数据仓库。医院应当从医、教、研、防各业务信息系统中抽取用于支持运营管理决策的相关数据，经过清洗转换形成运营数据仓库，为运营数据分析展示和运营决策模型构建提供依据。

（十）提高决策质量。

1.建立决策分析体系。运用各类管理理论和方法，整合业务数据和经济运行数据，从战略决策、管理决策和业务决策三个层面建立决策分析体系。

2.推进决策分析一体化平台建设。通过对运营数据进行标准化、集成化、自动化处理，实现数据共享，强化数据应用，为医院运营管理持续改进提供全面、准确、及时的数据支撑。

3.加强分析结果应用。医院应当将决策分析结果重点应用于业务管理、资源规划、资金统筹和风险管控等方面，进一步提高运营效率和管理能力，推进医院现代化治理体系构建和治理能力提升。

四、加大组织保障力度

（十一）加强组织领导。各级卫生健康、中医药主管部门要对所属管公立医院的运营管理工作高度重视，明确目标任务和时间节点，通过全面推进与试点推动相结合，指导公立医院落实运营管理各项要求。各公立医院要将运营管理工作作为医院持续发展的重要内容，制订具体实施方案和责任分工，保障工作顺利开展。其他部门举办的公立医院参照此意见执行。

（十二）加强沟通协调。卫生健康、中医药主管部门要在公立医院运营管理工作推进过程中，加强指导，跟踪问效，帮助医院解决实际困难，确保运营管理工作有效实施。公立医院要建立内部协调机制，主动反馈实施过程中遇到的问题。

（十三）加强经验总结。各级卫生健康、中医药主管部门要注重实效，深入挖掘典型案例并予以推广。各公立医院要认真总结运营管理有益经验和困难问题，及时向同级卫生健康、中医药主管部门报告。

国家卫生健康委　国家中医药管理局
关于印发公立医院内部控制管理办法的通知

（国卫财务发〔2020〕31号）

各省、自治区、直辖市及新疆生产建设兵团卫生健康委、中医药局，国家卫生健康委、国家中医药局预算管理医院：

为规范公立医院经济活动及相关业务活动，有效防范和管控内部运营风险，建立健全科学有效的内部制约机制，国家卫生健康委和国家中医药管理局组织制定了《公立医院内部控制管理办法》。现予以印发，请认真贯彻执行。

附件：

公立医院内部控制管理办法

193

第一章　总　则

第一条　为全面推进公立医院内部控制建设，进一步规范公立医院经济活动及相关业务活动，有效防范和管控内部运营风险，建立健全科学有效的内部制约机制，促进公立医院服务效能和内部治理水平不断提高，根据《行政事业单位内部控制规范》《关于全面推行政事业单位内部控制建设的指导意见》等要求，制定本办法。

第二条　本办法适用于全国各级卫生健康行政部门、中医药主管部门举办的各级各类公立医院（以下简称医院）。其他部门举办的公立医院参照执行。

第三条　本办法所称的内部控制，是指在坚持公益性原则的前提下，为了实现合法合规、风险可控、高质高效和可持续发展的运营目标，医院内部建立的一种相互制约、相互监督的业务组织形式和职责分工制度；是通过制定制度、实施措施和执行程序，对经济活动及相关业务活动的运营风险进行有效防范和管控的一系列方法和手段的总称。

第四条　医院内部控制的目标主要包括：保证医院经济活动合法合规、资产安全和使用有效、财务信息真实完整，有效防范舞弊和预防腐败、提高资源配置和使用效益。

第五条　医院内部控制主要包括：风险评估、内部控制建设、内部控制报告、内部控制评价。

第六条　医院内部控制应当以规范经济活动及相关业务活动有序开展为主线，以内部控制量化评价为导向，以信息化为支撑，突出规范重点领域、重要事项、关键岗位的流程管控和制约机制，建立与本行业和本单位治理体系和治理能力相适应的、权责一致、制衡有效、运行顺畅、执行有力的内部控制体系，规范内部权力运行、促进依法办事、推进廉政建设、保障事业发展。

第七条　医院内部控制应当覆盖医疗教学科研等业务活动和经济活动，要把内部控制要求融入单位制度体系和业务流程，贯穿内部权力运行的决策、执行和监督全过程，形成内部控制监管合力。

第二章　管理职责

第八条　医院党委要发挥在医院内部控制建设中的领导作用；主要负责人是内部控制建设的首要责任人，对内部控制的建立健全和有效实施负责；医院领导班子其他成员要抓好各自分管领域的内部控制建设工作。

第九条　医院应当设立内部控制领导小组，主要负责人任组长。领导小组主要职责包括：建立健全内部控制建设组织体系，审议内部控制组织机构设置及其职责；审议内部控制规章制度、建设方案、工作计划、工作报告等；组织内部控制文化培育，推动内部控制建设常态化。

第十条　医院应当明确本单位内部控制建设职能部门或确定牵头部门，组织落实本单位内部控制建设工作，包括研究建立内部控制制度体系，编订内部控制手册；组织编制年度内部控制工作计划并实施；推动内部控制信息化建设；组织编写内部控制报告等。

第十一条　医院由内部审计部门或确定其他部门牵头负责本单位风险评估和内部控制评价工作，制定相关制度；组织开展风险评估；制定内部控制评价方案并实施，编写评价报告等。

第十二条　医院内部纪检监察部门负责本单位廉政风险防控工作，建立廉政风险防控机制，开展内部权力运行监控；建立重点人员、重要岗位和关键环节廉政风险信息收集和评估等制度。

第十三条 医院医务管理部门负责本单位医疗业务相关的内部控制工作，加强临床科室在药品、医用耗材、医疗设备的引进和使用过程中的管理，规范医疗服务行为，防范相关内涵经济活动的医疗业务（即实施该医疗业务可以获取收入或消耗人财物等资源）风险，及时纠正存在的问题等。

第十四条 医院内部各部门（含科室）是本部门内部控制建设和实施的责任主体，部门负责人对本部门的内部控制建设和实施的有效性负责，应对相关业务和事项进行梳理，确定主要风险、关键环节和关键控制点，制定相应的控制措施，持续改进内部控制缺陷。

第三章 风险评估管理

第十五条 本办法所称风险评估，是指医院全面、系统和客观地识别、分析本单位经济活动及相关业务活动存在的风险，确定相应的风险承受度及风险应对策略的过程。

第十六条 风险评估至少每年进行一次；外部环境、业务活动、经济活动或管理要求等发生重大变化的，应当及时对经济活动及相关业务活动的风险进行重新评估。

第十七条 医院内部审计部门或确定的牵头部门应当自行或聘请具有相应资质的第三方机构开展风险评估工作，风险评估结果应当形成书面报告，作为完善内部控制的依据。

第十八条 医院应当根据本单位设定的内部控制目标和建设规划，

有针对性地选择风险评估对象。风险评估对象可以是整个单位或某个部门（科室），也可以是某项业务、某个项目或具体事项。

第十九条　单位层面的风险评估应当重点关注以下方面：

（一）内部控制组织建设情况。包括是否建立领导小组，是否确定内部控制职能部门或牵头部门；是否建立部门间的内部控制沟通协调和联动机制等。

（二）内部控制机制建设情况。包括经济活动的决策、执行、监督是否实现有效分离；权责是否对等；是否建立健全议事决策机制、岗位责任制、内部监督等机制。

（三）内部控制制度建设情况。包括内部管理制度是否健全，内部管理制度是否体现内部控制要求，相关制度是否有效执行等。

（四）内部控制队伍建设情况。包括关键岗位人员是否具备相应的资格和能力；是否建立相关工作人员评价、轮岗等机制；是否组织内部控制相关培训等。

（五）内部控制流程建设情况。包括是否建立经济活动及相关业务活动的内部控制流程；是否将科学规范有效的内部控制流程嵌入相关信息化系统；内部控制方法的应用是否完整有效等。

（六）其他需要关注的内容。

第二十条　业务层面的风险评估应当重点关注以下方面：

（一）预算管理情况。包括在预算编制过程中医院内部各部门之间沟通协调是否充分；预算编制是否符合本单位战略目标和年度工作计划；预算编制与资产配置是否相结合、与具体工作是否相对应；是否按照批复的额度和开支范围执行预算，进度是否合理，是否存在无预算、超预算支出等问题；决算编报是否真实、完整、准确、及时等。

（二）收支管理情况。包括收入来源是否合法合规，是否符合价格和收费管理相关规定，是否实现归口管理，是否按照规定及时提供有关凭据，是否按照规定保管和使用印章和票据等；发生支出事项时是否按照规定程序审核审批，是否审核各类凭据的真实性、合法性，是否存在使用虚假票据套取资金的情形等。

（三）政府采购管理情况。包括是否实现政府采购业务归口管理；是否按照预算和计划组织政府采购业务；是否按照规定组织政府采购活动和执行验收程序；是否按照规定保管政府采购业务相关档案等。

（四）资产管理情况。包括是否实现资产归口管理并明确使用责任；是否定期对资产进行清查盘点，对账实不符的情况是否及时处理；是否按照规定处置资产等。

（五）建设项目管理情况。包括是否实行建设项目归口管理；是否按照概算投资实施基本建设项目；是否严格履行审核审批程序；是否建立有效的招投标控制机制；是否存在截留、挤占、挪用、套取建设项目资金的情形；是否按照规定保存建设项目相关档案并及时办理移交手续等。

（六）合同管理情况。包括是否实现合同归口管理；是否建立并执行合同签订的审核机制；是否明确应当签订合同的经济活动范围和条件；是否有效监控合同履行情况，是否建立合同纠纷协调机制等。

（七）医疗业务管理情况。包括医院是否执行临床诊疗规范；是否建立合理检查、合理用药管控机制；是否建立按规定引进和使用药品、耗材、医疗设备的规则；是否落实医疗服务项目规范；是否定期检查与强制性医疗安全卫生健康标准的相符性；是否对存在问题及时整改等。

（八）科研项目和临床试验项目管理情况。包括是否实现科研或临床试验项目归口管理；是否建立项目立项管理程序，项目立项论证是否充分；是否按照批复的预算和合同约定使用科研或临床试验资金；是否采取有效措施保护技术成果；是否建立科研档案管理规定等。

（九）教学管理情况。是否实现教学业务归口管理；是否制定教学相关管理制度；是否按批复预算使用教学资金，是否专款专用等。

（十）互联网诊疗管理情况。包括实现互联网诊疗业务归口管理；是否取得互联网诊疗业务准入资格；开展的互联网诊疗项目是否经有关部门核准；是否建立信息安全管理制度；电子病历及处方等是否符合相关规定等。

（十一）医联体管理情况。包括是否实现医联体业务归口管理；是否明确内部责任分工；是否建立内部协调协作机制等。

（十二）信息系统管理情况。包括是否实现信息化建设归口管理；是否制定信息系统建设总体规划；是否符合信息化建设相关标准规范；是否将内部控制流程和要求嵌入信息系统，是否实现各主要信息系统之间的互联互通、信息共享和业务协同；是否采取有效措施强化信息系统安全等。

第四章　单位层面的内部控制建设

第二十一条　单位层面内部控制建设主要包括：单位决策机制，内部管理机构设置及职责分工，决策和执行的制衡机制；内部管理制度的健全；关键岗位管理和信息化建设等。

第二十二条　医院内部控制领导小组每年至少召开一次会议，研究本单位内部控制管理工作。

内部控制职能部门或牵头部门应当围绕本单位事业发展规划、年度工作计划等制订内部控制工作计划。

充分发挥医务、教学、科研、预防、资产（药品、设备、耗材等）、医保、财务、人事、内部审计、纪检监察、采购、基建、后勤、信息等部门在内部控制中的作用。

第二十三条　医院应当按照分事行权、分岗设权、分级授权的原则，在职责分工、业务流程、关键岗位等方面规范授权和审批程序，确保不相容岗位相互分离、相互制约、相互监督，规范内部权力运行，建立责任追究制度。

第二十四条　医院应当建立健全内部管理制度，包括运营管理制度、组织决策制度、人事管理制度、财务资产管理制度、内部审计制度、安全管理制度等，并将权力制衡机制嵌入各项内部管理制度。

第二十五条　医院应当加强关键岗位人员的管理和业务培训，明确岗位职责和业务流程，关键岗位人员应当具备与其工作岗位相适应的资格和能力，建立定期轮岗机制。

医院内部控制关键岗位主要包括：运营管理、预算管理、收支管理、采购管理、医保结算管理、资产管理、基建项目管理、合同管理、绩效奖金核算管理、人力资源与薪酬管理、医教研防业务管理以及内部监督管理等。

第二十六条　医院应当根据《中华人民共和国会计法》等法律法规

要求建立健全会计机构，明确会计机构的职责和权限，依法合理设置会计工作岗位，配备具备资格条件的会计工作人员，加强会计人员专业技能培训。

医院应当建立健全内部财务管理制度，严格执行国家统一的会计制度，对医院发生的各项经济业务事项进行确认、计量、记录和报告，确保财务会计信息真实完整，充分发挥会计系统的控制职能。

第二十七条　医院应当充分利用信息技术加强内部控制建设，将内部控制流程和关键点嵌入医院信息系统；加强信息平台化、集成化建设，实现主要信息系统互联互通、信息共享，包含但不限于预算、收支、库存、采购、资产、建设项目、合同、科研管理等模块；应当对内部控制信息化建设情况进行评价，推动信息化建设，减少或消除人为因素，增强经济业务事项处理过程与结果的公开和透明。

第五章　业务层面的内部控制建设

第二十八条　预算业务内部控制。

（一）建立健全预算管理制度，涵盖预算编制、审批、执行、调整、决算和绩效评价等内容。

（二）明确预算管理委员会、预算牵头部门、预算归口管理部门和预算执行部门的职责，分级设立预算业务审批权限，履行审批程序，重大事项需要集体决策。

（三）合理设置预算业务关键岗位，配备关键岗位人员，明确岗位的职责权限，确保经济业务活动的预算编制与预算审批，预算审批与预算执行，预算执行与预算考核，决算编制与审核，决算审核与审批，财务报告的编制、审核与审批等不相容岗位相互分离。

（四）建立预算编制、审批、执行、调整、决算的分析考核工作流程及业务规范；加强预算论证、编制、审批、下达、执行等关键环节的管控。

（五）强化对医疗、教学、科研、预防、基本建设等活动的预算约束，使预算管理贯穿医院业务活动全过程。强化预算绩效管理，建立"预算编制有目标、预算执行有监控、预算完成有评价、评价结果有反馈、反馈结果有应用"的全过程预算绩效管理机制。

第二十九条 收支业务内部控制。

（一）建立健全收入、支出业务管理制度。收入管理制度应当涵盖价格确定、价格执行、票据管理、款项收缴、收入核算等内容；支出管理制度应当涵盖预算与计划、支出范围与标准确定、审批权限与审批流程、支出核算等内容。

（二）医院收入、支出业务活动应当实行归口管理。明确各类收入的归口管理部门及职责，各项收入必须纳入医院统一核算，统一管理，严禁设立账外账；支出业务应当实行分类管理，明确各类业务事项的归口管理部门及职责；设立收入、支出业务的分类审批权限，履行审批程序，重大经济活动及大额资金支付须经集体决策。

（三）合理设置收入、支出业务关键岗位，配备关键岗位人员，明确其职责权限，确保医疗服务价格的确认和执行、收入款项的收取与会计核算、支出事项申请与审批、支出事项审批与付款、付款审批与付款执行、业务经办与会计核算等不相容岗位相互分离。

（四）规范收入管理、票据管理、支出管理、公务卡管理等业务工作流程，加强医疗服务价格管理、医疗收费、退费、结算、票据、支出业务审核、款项支付等重点环节的控制。

（五）医院应当依法组织各类收入。严格执行诊疗规范、价格政策和医保政策，定期核查医疗行为规范及物价收费的相符性；定期核查收入合同的履行情况；加强票据管理，建立票据台账，专人管理。

（六）医院应当严格支出管理。明确经济活动各项支出标准和范围，规范报销流程，加强支出审核和支付控制；实行国库集中支付的，应当按照财政管理制度有关规定执行。

（七）医院应当建立债务管理制度。实行事前论证和集体决策，定期与债权人核对债务余额；医院应当严格控制债务规模，防范风险。

（八）医院应当加强成本管理，推进成本核算，开展成本分析，真实反映医院成本状况；加强成本管控，优化资源配置，夯实绩效管理基础，提升单位内部管理水平。

第三十条 采购业务内部控制。

（一）建立健全采购管理制度，坚持质量优先、价格合理、阳光操作、严格监管的原则，涵盖采购预算与计划、需求申请与审批、过程管理、验收入库等方面内容。

（二）采购业务活动应当实行归口管理，明确归口管理部门和职责，明确各类采购业务的审批权限，履行审批程序，建立采购、资产、医务、医保、财务、内部审计、纪检监察等部门的相互协调和监督制约机制。

（三）合理设置采购业务关键岗位，配备关键岗位人员，明确岗位职责权限，确保采购预算编制与审定、采购需求制定与内部审批、招标文件准备与复核、合同签订与验收、采购验收与保管、付款审批与付款执行、采购执行与监督检查等不相容岗位相互分离。

（四）医院应当优化采购业务申请、采购文件内部审核、采购组织形式确定、采购方式确定及变更、采购验收、采购资料记录管理、采购信息统计分析等业务工作流程及规范，并加强上述业务工作重点环节的控制。

（五）医院应当严格遵守政府采购及药品、耗材和医疗设备等集中采购规定。政府采购项目应当按照规定选择采购方式，执行政府集中采购目录及标准，加强政府采购项目验收管理。

第三十一条 *资产业务内部控制。*

（一）建立健全资产管理制度，涵盖资产购置、保管、使用、核算和处置等内容。资产业务的种类包括货币资金、存货、固定资产、无形资产、对外投资、在建工程等。完善所属企业的监管制度。

（二）医院资产应当实行归口管理，明确归口管理部门和职责，明确资产配置、使用和处置国有资产的审批权限，履行审批程序。

（三）合理设置各类资产管理业务关键岗位，明确岗位职责及权限，确保增减资产执行与审批、资产保管与登记、资产实物管理与会计记录、资产保管与清查等不相容岗位相互分离。

（四）建立流动资产、非流动资产和对外投资等各类资产工作流程及业务规范，加强各类资产核查盘点、债权和对外投资项目跟踪管理等重点环节控制。

（五）医院应当加强流动资产管理。加强银行账户管理、货币资金核查；定期分析、及时清理应收及预付款项；合理确定存货的库存，加快资金周转，定期盘点。

（六）医院应当加强房屋、设备、无形资产等非流动资产管理。严禁举债建设；按规定配置大型医用设备并开展使用评价，推进资产共享共用，提高资产使用效率；依法依规出租出借处置资产；建立健全"三账一卡"制度，做到账账相符、账卡相符、账实相符，定期盘点清查。

（七）医院应当加强对外投资管理。对外投资应当进行可行性论证，按照规定报送相关主管及财政部门审核审批；加强项目和投资管理，开展投资效益分析并建立责任追究制度。

（八）医院所办企业应当根据《企业内部控制基本规范》《企业内部控制应用指引》《企业内部控制评价指引》等企业内部控制规范性文件的要求全面开展内部控制规范建设。

第三十二条　基本建设业务内部控制。

（一）医院应当建立健全基本建设项目管理制度，建立项目议事决策机制、项目工作机制、项目审核机制和项目考核监督机制。

（二）明确建设项目决策机构、归口管理部门、财务部门、审计部门、资产部门等内部相关部门在建设项目管理中的职责权限。

（三）合理设置建设项目管理岗位，明确岗位职责权限，确保项目建议和可行性研究与项目决策、概预算编制与审核、项目实施与价款支付、竣工决算与竣工审计等不相容岗位相互分离。

（四）优化建设工程的立项、设计、概预算、招标、建设和竣工决算的工作流程、业务规范，建立沟通配合机制；强化建设工程全过程管理、资金支付控制、竣工决算办理。

第三十三条 合同业务内部控制。

（一）医院应当建立健全合同管理制度，建立合同业务决策机制、工作机制、审核机制、监督机制、纠纷协调机制。

（二）明确合同归口管理部门及其职责权限，明确合同承办业务部门、财务部门、审计部门、法律部门、采购部门、院长办公室等内部相关部门在合同管理中的职责权限。

（三）合理设置合同管理岗位，明确岗位职责权限以及合同授权审批和签署权限，确保合同签订与合同审批、合同签订与付款审批、合同执行与付款审批、合同签订与合同用章保管等不相容岗位相互分离。

（四）优化合同前期准备、合同订立、合同执行、合同后续管理的工作流程、业务规范，建立沟通配合机制，实现合同管理与预算管理、收支管理、采购管理相结合。

第三十四条 医疗业务内部控制。

（一）医院应当建立健全诊疗规范和诊疗活动管理制度，严格按照政府主管部门批准范围开展诊疗活动，诊疗项目的收费应当符合物价部门、医保部门政策；明确诊疗项目和收费的审查机制、审批机制、监督检查机制。

（二）医疗业务活动应当实行归口管理，明确内部医务管理部门、医保部门、物价部门在医疗活动和诊疗项目价格政策执行方面的职责。

（三）医院应当合理设置诊疗项目管理岗位，明确岗位职责权限；明确诊疗项目的内部申请、审核和审批权限，确保诊疗项目的申请与审核、审核与审批、审批与执行等不相容岗位相互分离。

（四）医院应当加强对临床科室诊疗活动的监督检查，严格控制不合理检查、不合理用药的行为；诊疗活动的收费应当与物价项目内涵和医保政策相符合；建立与医保部门、物价部门沟通协调机制，定期分析诊疗服务过程中存在的执行医保、物价政策风险，对存在的问题及时组织整改。

（五）医院应当设置行风管理岗位，定期检查临床科室和医务人员在药品、医用耗材、医疗设备引进过程中的行为规范以及各临床科室是否严格执行本部门的申请机制，建立与纪检监察部门的协调联动机制，严厉查处药品耗材设备购销领域的商业贿赂行为。

（六）医院应当建立与医疗业务相关的委员会制度，明确委员会的组织构成和运行机制，加强对药品、医用耗材、医疗设备引进的专业评估和审查，各临床科室应当建立本部门药品、医用耗材、医疗设备引进的内部申请和决策机制。

第三十五条　科研业务内部控制。

（一）医院应当建立健全科研项目管理制度，建立项目决策机制、工作机制、审核机制和监督机制。

（二）明确科研项目归口管理部门及其职责权限，明确科研项目组织部门、财务部门、审计部门、采购部门、资产部门等内部相关部门在科研管理中的职责权限。

（三）合理设置科研项目管理岗位，明确岗位职责权限，确保项目预算编制与审核、项目审批与实施、项目资金使用与付款审核、项目验收与评价等不相容岗位相互分离。

（四）优化科研项目申请、立项、执行、结题验收、成果保护与转化的工作流程、业务规范，建立沟通配合机制，加强科研项目研究过程管理和资金支付、调整、结余管理，鼓励科研项目成果转化与应用；建立横向课题和临床试验项目立项审批和审查制度，加强经费使用管理。

第三十六条 教学业务内部控制。

（一）医院应当建立健全教学业务管理制度，建立教学业务工作的决策机制、工作机制、审核机制和监督机制。

（二）明确教学业务归口管理部门及其职责权限，明确教学业务管理部门、财务部门、审计部门、采购部门、资产部门等内部相关部门在教学管理中的职责权限。

（三）合理设置教学业务管理岗位，明确岗位职责权限，确保教学业务预算编制与审核、教学资金使用与付款审批等不相容岗位相互分离。

（四）优化教学业务管理的工作流程、工作规范，建立部门间沟通配合机制；按批复预算使用教学资金，专款专用，加强教学经费使用管理。

第三十七条 互联网医疗业务内部控制。

（一）开展互联网医疗业务的医院应当建立健全互联网诊疗服务与收费的相关管理制度，严格诊疗行为和费用监管。

（二）医院应当明确互联网医疗业务的归口管理部门及其职责权限。明确临床科室、医务部门、信息部门、医保部门、财务部门、审计部门等内部相关部门在互联网医疗业务管理工作中的职责权限。

（三）建立互联网医疗业务的工作流程、业务规范、沟通配合机制，对互联网医疗业务管理的关键环节实行重点管控。

第三十八条 医联体业务内部控制。

（一）医联体牵头医院负责建立医联体议事决策机制、工作机制、审核机制、监督机制；建立健全医联体相关工作管理制度，涵盖医联体诊疗服务与收费、资源与信息共享、绩效与利益分配等内容。

（二）各成员单位要明确医联体相关业务的归口管理部门及其职责权限。建立风险评估机制，确保法律法规、规章制度及医联体经营管理政策的贯彻执行，促进医联体平稳运行和健康发展。

第三十九条　信息化建设业务内部控制。

（一）医院应当建立健全信息化建设管理制度，涵盖信息化建设需求分析、系统开发、升级改造、运行维护、信息安全和数据管理等方面内容。

（二）信息化建设应当实行归口管理。明确归口管理部门和信息系统建设项目牵头部门，建立相互合作与制约的工作机制。

（三）合理设置信息系统建设管理岗位，明确其职责权限。信息系统建设管理不相容岗位包括但不限于：信息系统规划论证与审批、系统设计开发与系统验收、运行维护与系统监控等。

（四）医院应当根据事业发展战略和业务活动需要，编制中长期信息化建设规划以及年度工作计划，从全局角度对经济活动及相关业务活动的信息系统建设进行整体规划，提高资金使用效率，防范风险。

（五）医院应当建立信息数据质量管理制度。信息归口管理部门应当落实信息化建设相关标准规范，制定数据共享与交互的规则和标准；各信息系统应当按照统一标准建设，能够完整反映业务制度规定的活动控制流程。

（六）医院应当将内部控制关键管控点嵌入信息系统，设立不相容岗位账户并体现其职责权限，明确操作权限；相关部门及人员应当严格执行岗位操作规范，遵守相关业务流程及数据标准；应当建立药品、可收费医用耗材的信息流、物流、单据流对应关系；设计校对程序，定期或不定期进行校对。

（七）加强内部控制信息系统的安全管理，建立用户管理制度、系统数据定期备份制度、信息系统安全保密和泄密责任追究制度等措施，确保重要信息系统安全、可靠，增强信息安全保障能力。

第六章　内部控制报告

第四十条　本办法所称内部控制报告，是指医院结合本单位实际情况，按照相关部门规定编制的、能够综合反映本单位内部控制建立与实施情况的总结性文件。

第四十一条　医院是内部控制报告的责任主体。单位主要负责人对本单位内部控制报告的真实性和完整性负责。

第四十二条　医院内部控制报告编制应当遵循全面性原则、重要性原则、客观性原则和规范性原则。

第四十三条　医院向上级卫生健康行政部门或中医药主管部门报送内部控制报告，各级卫生健康行政部门或中医药主管部门汇总所属医疗机构报告后，形成部门内部控制报告向同级财政部门报送。

第四十四条　医院应当根据本单位年度内部控制工作的实际情况及取得的成效，以能够反映内部控制工作基本事实的相关材料为支撑，按照财政部门发布的统一报告格式编制内部控制报告。

反映内部控制工作基本事实的相关材料一般包括：会议纪要、内部控制制度、业务流程图、风险评估报告、内部控制培训材料等。

第四十五条　医院应当加强对本单位内部控制报告的使用，通过对内部控制报告反映的信息进行分析，及时发现内部控制建设工作中存在的问题，进一步健全制度，完善监督措施，确保内部控制有效实施。

第七章　内部控制评价与监督

第四十六条　本办法所称内部控制评价，是指医院内部审计部门或确定的牵头部门对本单位内部控制建立和实施的有效性进行评价，出具评价报告的过程。

本办法所称内部控制监督，是指内部审计部门、内部纪检监察等部门对医院内部控制建立和实施情况进行的监督。

第四十七条　医院内部控制评价工作可以自行组织或委托具备资质的第三方机构实施。已提供内部控制建设服务的第三方机构，不得同时提供内部控制评价服务。

第四十八条　医院内部审计部门和纪检监察部门应当制定内部控制监督制度，明确监督的职责、权限、程序和要求等，有序开展监督工作。

第四十九条　医院内部控制评价分为内部控制设计有效性评价和内部控制运行有效性评价。

（一）内部控制设计有效性评价应当关注以下几方面：内部控制的

设计是否符合《行政事业单位内部控制规范（试行）》等规定要求；是否覆盖本单位经济活动及相关业务活动，是否涵盖所有内部控制关键岗位、关键部门及相关工作人员和工作任务；是否对重要经济活动及其重大风险给予足够关注，并建立相应的控制措施；是否重点关注关键部门和岗位、重大政策落实、重点专项执行和高风险领域；是否根据国家相关政策、单位经济活动的调整和自身条件的变化，适时调整内部控制的关键控制点和控制措施。

（二）内部控制运行有效性评价应当关注以下几方面：各项经济活动及相关业务活动在评价期内是否按照规定得到持续、一致的执行；内部控制机制、内部管理制度、岗位责任制、内部控制措施是否得到有效执行；执行业务控制的相关人员是否具备必要的权限、资格和能力；相关内部控制是否有效防范了重大差错和重大风险的发生。

第五十条　医院内部控制评价报告至少应当包括：真实性声明、评价工作总体情况、评价依据、评价范围、评价程序和方法、风险及其认定、风险整改及对重大风险拟采取的控制措施、评价结论等内容。

第五十一条　医院向上级卫生健康行政部门或中医药主管部门报送内部控制评价报告，各级主管部门汇总所属医疗机构报告后，形成部门内部控制评价报告向同级财政部门报送。

医院内部控制职能部门或牵头部门根据内部控制评价报告的审批结果组织整改，完善内部控制，落实相关责任。

第五十二条　医院依法依规接受财政、审计、纪检监察等外部门对本单位内部控制工作的监督检查，要及时整改落实，完善内部控制体系，确保内部控制制度有效实施。

第八章　附　则

第五十三条　本办法由国家卫生健康委和国家中医药管理局负责解释。

第五十四条　本办法自2021年1月1日起施行,《卫生部关于印发〈医疗机构财务会计内部控制规定(试行)〉的通知》(卫规财发〔2006〕227号)中相关规定与本办法不一致的,以本办法为准。

中共中央办公厅 国务院办公厅关于
进一步加强财会监督工作的意见

（2023年2月15日发布）

财会监督是依法依规对国家机关、企事业单位、其他组织和个人的财政、财务、会计活动实施的监督。近年来，财会监督作为党和国家监督体系的重要组成部分，在推进全面从严治党、维护中央政令畅通、规范财经秩序、促进经济社会健康发展等方面发挥了重要作用，同时也存在监督体系尚待完善、工作机制有待理顺、法治建设亟待健全、监督能力有待提升、一些领域财经纪律亟须整治等问题。为进一步加强财会监督工作，更好发挥财会监督职能作用，现提出如下意见。

一、总体要求

（一）指导思想。以习近平新时代中国特色社会主义思想为指导，深入贯彻党的二十大精神，完整、准确、全面贯彻新发展理念，加快构建新发展格局，着力推动高质量发展，更好统筹发展和安全，坚持以完善党和国家监督体系为出发点，以党内监督为主导，突出政治属性，严肃财经纪律，健全财会监督体系，完善工作机制，提升财会监督效能，促进财会监督与其他各类监督贯通协调，推动健全党统一领导、全面覆盖、权威高效的监督体系。

（二）工作要求。

——坚持党的领导，发挥政治优势。坚持加强党的全面领导和党中央集中统一领导，把党的领导落实到财会监督全过程各方面，确保党中央、国务院重大决策部署有效贯彻落实。

——坚持依法监督，强化法治思维。按照全面依法治国要求，健全财经领域法律法规和政策制度，加快补齐法治建设短板，依法依规开展监督，严格执法、严肃问责。

——坚持问题导向，分类精准施策。针对重点领域多发、高发、易发问题和突出矛盾，分类别、分阶段精准施策，强化对公权力运行的制约和监督，建立长效机制，提升监督效能。

——坚持协同联动，加强贯通协调。按照统筹协同、分级负责、上下联动的要求，健全财会监督体系，构建高效衔接、运转有序的工作机制，与其他各类监督有机贯通、相互协调，形成全方位、多层次、立体化的财会监督工作格局。

（三）主要目标。到2025年，构建起财政部门主责监督、有关部门依责监督、各单位内部监督、相关中介机构执业监督、行业协会自律监督的财会监督体系；基本建立起各类监督主体横向协同、中央与地方纵向联动，财会监督与其他各类监督贯通协调的工作机制；财会监督法律制度更加健全，信息化水平明显提高，监督队伍素质不断提升，在规范财政财务管理、提高会计信息质量、维护财经纪律和市场经济秩序等方面发挥重要保障作用。

二、进一步健全财会监督体系

（四）加强党对财会监督工作的领导。各级党委要加强对财会监督工作的领导，保障党中央决策部署落实到位，统筹推动各项工作有序有效开展。各级政府要建立财会监督协调工作机制，明确工作任务、健全机制、完善制度，加强对下级财会监督工作的督促和指导。

（五）依法履行财会监督主责。各级财政部门是本级财会监督的主责部门，牵头组织对财政、财务、会计管理法律法规及规章制度执行情况的监督。加强预算管理监督，推动构建完善综合统筹、规范透明、约束有力、讲求绩效、持续安全的现代预算制度，推进全面实施预算绩效管理。加强对行政事业性国有资产管理规章制度、政府采购制度实施情况的监督，保障国有资产安全完整，规范政府采购行为。加强对财务管理、内部控制的监督，督促指导相关单位规范财务管理，提升内部管理水平。加强对会计行为的监督，提高会计信息质量。加强对注册会计师、资产评估和代理记账行业执业质量的监督，规范行业秩序，促进行业健康发展。

（六）依照法定职责实施部门监督。有关部门要依法依规强化对主管、监管行业系统和单位财会监督工作的督促指导。加强对所属单位预算执行的监督，强化预算约束。按照职责分工加强对政府采购活动、资产评估行业的监督，提高政府采购资金使用效益，推动资产评估行业高质量发展。加强对归口财务管理单位财务活动的指导和监督，严格财务管理。按照会计法赋予的职权对有关单位的会计资料实施监督，规范会计行为。

（七）进一步加强单位内部监督。各单位要加强对本单位经济业务、财务管理、会计行为的日常监督。结合自身实际建立权责清晰、约束有力的内部财会监督机制和内部控制体系，明确内部监督的主体、范围、程序、权责等，落实单位内部财会监督主体责任。各单位主要负责人是本单位财会监督工作第一责任人，对本单位财会工作和财会资料的真实性、完整性负责。单位内部应明确承担财会监督职责的机构或人员，负责本单位经济业务、财会行为和会计资料的日常监督检查。财会人员要加强自我约束，遵守职业道德，拒绝办理或按照职权纠正违反法律法规规定的财会事项，有权检举单位或个人的违法违规行为。

（八）发挥中介机构执业监督作用。会计师事务所、资产评估机构、税务师事务所、代理记账机构等中介机构要严格依法履行审计鉴证、资产评估、税收服务、会计服务等职责，确保独立、客观、公正、规范执业。切实加强对执业质量的把控，完善内部控制制度，建立内部风险防控机制，加强风险分类防控，提升内部管理水平，规范承揽和开展业务，建立健全事前评估、事中跟踪、事后评价管理体系，强化质量管理责任。持续提升中介机构一体化管理水平，实现人员调配、财务安排、业务承接、技术标准、信息化建设的实质性一体化管理。

（九）强化行业协会自律监督作用。注册会计师协会、资产评估协会、注册税务师协会、银行业协会、证券业协会等要充分发挥督促引导作用，促进持续提升财会信息质量和内部控制有效性。加强行业诚信建设，健全行业诚信档案，把诚信建设要求贯穿行业管理和服务工作各环节。进一步加强行业自律监管，运用信用记录、警示告诫、公开曝光等措施加大惩戒力度，完善对投诉举报、媒体质疑等的处理机制，推动提升财会业务规范化水平。

三、完善财会监督工作机制

（十）加强财会监督主体横向协同。构建财政部门、有关部门、各单位、中介机构、行业协会等监督主体横向协同工作机制。各级财政部门牵头负责本级政府财会监督协调工作机制日常工作，加强沟通协调，抓好统筹谋划和督促指导；税务、人民银行、国有资产监管、银行保险监管、证券监管等部门积极配合、密切协同。建立健全部门间财会监督政策衔接、重大问题处理、综合执法检查、监督结果运用、监督线索移送、监督信息交流等工作机制，形成监督合力，提升监督效能。建立部门与行业协会联合监管机制，推动行政监管与自律监管有机结合。相关中介机构要严格按照法律法规、准则制度进行执业，并在配合财会监督执法中提供专业意见。中介机构及其从业人员对发现的违法违规行为，应及时向主管部门、监管部门和行业协会报告。各单位应配合依法依规实施财会监督，不得拒绝、阻挠、拖延，不得提供虚假或者有重大遗漏的财会资料及信息。

（十一）强化中央与地方纵向联动。压实各有关方面财会监督责任，加强上下联动。国务院财政部门加强财会监督工作的制度建设和统筹协调，牵头组织制定财会监督工作规划，明确年度监督工作重点，指导推动各地区各部门各单位组织实施。县级以上地方政府和有关部门依法依规组织开展本行政区域内财会监督工作。国务院有关部门派出机构依照法律法规规定和上级部门授权实施监督工作。地方各级政府和有关部门要畅通财会监督信息渠道，建立财会监督重大事项报告机制，及时向上一级政府和有关部门反映财会监督中发现的重大问题。

（十二）推动财会监督与其他各类监督贯通协调。建立健全信息沟通、线索移送、协同监督、成果共享等工作机制。开展财会监督要自觉以党内监督为主导，探索深化贯通协调有效路径，加强与巡视巡察机构协作，建立重点监督协同、重大事项会商、线索移交移送机制，通报财会监督检查情况，研究办理巡视巡察移交的建议；加强与纪检监察机关的贯通协调，完善财会监督与纪检监察监督在贯彻落实中央八项规定精神、纠治"四风"、整治群众身边腐败和不正之风等方面要求贯通协调机制，加强监督成果共享，发现党员、监察对象涉嫌违纪或职务违法、职务犯罪的问题线索，依法依规及时移送纪检监察机关；发挥财会监督专业力量作用，选派财会业务骨干参加巡视巡察、纪委监委监督检查和审查调查。强化与人大监督、民主监督的配合协同，完善与人大监督在提高预算管理规范性、有效性等方面贯通协调机制。增强与行政监督、司法监督、审计监督、统计监督的协同性和联动性，加强信息共享，推动建立健全长效机制，形成监督合力。畅通群众监督、舆论监督渠道，健全财会监督投诉举报受理机制，完善受理、查处、跟踪、整改等制度。

219

四、加大重点领域财会监督力度

（十三）保障党中央、国务院重大决策部署贯彻落实。把推动党中央、国务院重大决策部署贯彻落实作为财会监督工作的首要任务。聚焦深化供给侧结构性改革，做好稳增长、稳就业、稳物价工作，保障和改善民生，防止资本无序扩张，落实财政改革举措等重大部署，综合运用检查核查、评估评价、监测监控、调查研究等方式开展财会监督，严肃查处财经领域违反中央宏观决策和治理调控要求、影响经济社会健康稳定发展的违纪违规行为，确保党中央政令畅通。

（十四）强化财经纪律刚性约束。加强对财经领域公权力行使的制约和监督，严肃财经纪律。聚焦贯彻落实减税降费、党政机关过紧日子、加强基层保基本民生保工资保运转工作、规范国库管理、加强资产管理、防范债务风险等重点任务，严肃查处财政收入不真实不合规、违规兴建楼堂馆所、乱设财政专户、违规处置资产、违规新增地方政府隐性债务等突出问题，强化通报问责和处理处罚，使纪律真正成为带电的"高压线"。

（十五）严厉打击财务会计违法违规行为。坚持"强穿透、堵漏洞、用重典、正风气"，从严从重查处影响恶劣的财务舞弊、会计造假案件，强化对相关责任人的追责问责。加强对国有企业、上市公司、金融企业等的财务、会计行为的监督，严肃查处财务数据造假、出具"阴阳报告"、内部监督失效等突出问题。加强对会计信息质量的监督，依法严厉打击伪造会计账簿、虚构经济业务、滥用会计准则等会计违法违规行为，持续提升会计信息质量。加强对会计师事务所、资产评估机构、代理记账机构等中介机构执业质量监督，聚焦行业突出问题，加大对无证经营、挂名执业、违规提供报告、超出胜任能力执业等违法违规行为的整治力度，强化行业日常监管和信用管理，坚决清除害群之马。

五、保障措施

（十六）加强组织领导。各地区各有关部门要强化组织领导，加强协同配合，结合实际制定具体实施方案，确保各项工作任务落地见效。将财会监督工作推进情况作为领导班子和有关领导干部考核的重要内容；对于贯彻落实财会监督决策部署不力、职责履行不到位的，要严肃追责问责。

（十七）推进财会监督法治建设。健全财会监督法律法规制度，及时推动修订预算法、会计法、注册会计师法、资产评估法、财政违法行为处罚处分条例等法律法规。健全财政财务管理、资产管理等制度，完善内部控制制度体系。深化政府会计改革，完善企业会计准则体系和非营利组织会计制度，增强会计准则制度执行效果。

（十八）加强财会监督队伍建设。县级以上财政部门应强化财会监督队伍和能力建设。各单位应配备与财会监督职能任务相匹配的人员力量，完善财会监督人才政策体系，加强财会监督人才培训教育，分类型、分领域建立高层次财会监督人才库，提升专业能力和综合素质。按照国家有关规定完善财会监督人才激励约束机制。

（十九）统筹推进财会监督信息化建设。深化"互联网+监督"，充分运用大数据和信息化手段，切实提升监管效能。依托全国一体化在线政务服务平台，统筹整合各地区各部门各单位有关公共数据资源，分级分类完善财会监督数据库，推进财会监督数据汇聚融合和共享共用。构建财会领域重大风险识别预警机制。

（二十）提升财会监督工作成效。优化监督模式与方式方法，推动日常监督与专项监督、现场监督与非现场监督、线上监督与线下监督、事前事中事后监督相结合，实现监督和管理有机统一。加大对违法违规行为的处理处罚力度，大幅提高违法违规成本，推动实施联合惩戒，依法依规开展追责问责。加强财会监督结果运用，完善监督结果公告公示制度，对违反财经纪律的单位和人员，加大公开曝光力度，属于党员和公职人员的，及时向所在党组织、所在单位通报，发挥警示教育作用。

（二十一）加强宣传引导。加强财会监督法律法规政策宣传贯彻，强化财会从业人员执业操守教育。在依法合规、安全保密等前提下，大力推进财会信息公开工作，提高财会信息透明度。鼓励先行先试，强化引领示范，统筹抓好财会监督试点工作。加强宣传解读和舆论引导，积极回应社会关切，充分调动各方面积极性，营造财会监督工作良好环境。

财政部　国家卫生健康委　国家医保局 国家中医药局关于印发《关于进一步加强 公立医院内部控制建设的指导意见》的通知

（财会〔2023〕31号）

各省、自治区、直辖市、计划单列市财政厅（局）、卫生健康委、医保局、中医药主管部门，新疆生产建设兵团财政局、卫生健康委、医保局：

为贯彻落实中央办公厅、国务院办公厅印发的《关于进一步加强财会监督工作的意见》有关要求，推动公立医院进一步加强内部控制建设，我们制定了《关于进一步加强公立医院内部控制建设的指导意见》，现予印发，请遵照执行。

附件：

关于进一步加强公立医院内部控制建设的指导意见

为贯彻落实中央办公厅、国务院办公厅印发的《关于进一步加强财会监督工作的意见》有关要求，推动公立医院进一步加强内部控制建设，提升公立医院内部治理水平和公共服务效能，现提出如下意见。

一、总体要求

（一）指导思想。

以习近平新时代中国特色社会主义思想为指导，深入贯彻落实党的二十大、二十届中央纪委二次全会、国务院廉政工作会议精神，以人民健康为中心，将公平可及、群众受益作为出发点和立足点，坚持公益性原则，全面规范公立医院经济活动及相关业务活动，建立健全科学有效的内部制约机制，持续优化公立医院内部控制环境，有效防控公立医院内部运营风险，为推动公立医院高质量发展、深化医药卫生体制改革、实施健康中国战略提供有力支撑。

（二）基本原则。

1.坚持党的领导。充分发挥党的领导政治优势，把党的领导落实到公立医院内部控制建立、实施与评价监督的全过程，确保党中央、国务院重大决策部署有效贯彻落实。

2.坚持系统思维。公立医院内部控制要确保覆盖各项经济活动及相关业务活动，贯穿决策、执行、监督全过程，与内部审计、巡视巡察、纪检监察等其他各类监督机制有机贯通融合，构建内外协同、衔接高效、运转有序的内部控制工作机制。

3.坚持问题导向。针对公立医院重点业务和问题频发的高风险领域，查找风险隐患，形成风险清单，强化责任落实，加强问题整改，推动有关法律法规和相关政策制度内化为内部控制制度、标准和流程，建立长效机制，突出重点，讲求实效，切实提高内部控制工作的针对性和有效性。

4.坚持动态适应。公立医院内部控制建设应当符合国家有关规定和公立医院的实际情况，并随着外部环境的变化、公立医院经济活动及相关业务活动的调整和管理要求的提高，不断优化完善，适应新时代新环境新变化的需求。

（三）主要目标。

推动公立医院全面贯彻落实《行政事业单位内部控制规范（试行）》（财会〔2012〕21号）、《行政事业单位内部控制报告管理制度（试行）》（财会〔2017〕1号）、《关于加强公立医院运营管理的指导意见》（国卫财务发〔2020〕27号）、《公立医院内部控制管理办法》（国卫财务发〔2020〕31号）等制度办法，到2025年底，建立健全权责清晰、制衡有力、运行有效、监督到位的内部控制体系，强化财经纪律刚性约束，合理保证公立医院经济活动及相关业务活动合法合规、资产安全和使用有效、财务信息真实完整，有效防范舞弊和预防腐败，提高资源配置和使用效益。

二、主要任务和措施

（一）持续优化公立医院内部控制环境。

1.充分发挥公立医院党委在内部控制建设中的领导作用，明确公立医院党委主要负责人是整体内部控制建设与实施的第一责任人，明确党政领导班子其他成员作为各自分管领域内部控制建设与实施的负责人，将内部控制工作纳入党政领导班子年度履职清单。

2.建立健全公立医院内部控制领导小组或内部控制委员会工作机

制，鼓励公立医院综合职能部门作为内部控制建设的牵头部门，鼓励公立医院内部审计部门或指定的相关部门对内部控制建立和实施情况进行监督评价，明确公立医院内部各部门是本部门内部控制建设和实施的责任主体，部门负责人对本部门的内部控制有效性负责。

3.建立健全公立医院议事决策机制，"三重一大"事项应当严格履行集体决策程序。完善内部控制关键岗位责任制，实行内部控制关键岗位轮岗制度，明确轮岗周期。不具备轮岗条件的公立医院应当采取专项审计等控制措施。

4.强化公立医院内部控制文化建设，创新方式方法，定期组织党政领导班子和干部职工学习内部控制知识，开展内部控制典型案例的学习交流，提高全体人员对医疗领域共性风险及本医院个性风险的认识，确保内部控制理念入脑入心，持续营造公立医院全体人员学习内部控制、人人参与内部控制的良好氛围。

5.加强公立医院内部控制人才队伍建设，定期组织开展内部控制培训，提升公立医院内部控制人员的专业技能和综合素质，为内部控制建设提供人力资源保障。

（二）切实加强公立医院风险评估工作。

6.健全完善定期风险评估机制，公立医院至少每年组织一次风险评估，并形成书面风险评估报告。当外部环境、业务活动、经济活动或管理要求等发生重大变化时，公立医院应当及时对经济活动及相关业务活动的风险进行重新评估。

7.鼓励有条件的公立医院聘请具有胜任能力的第三方机构开展风险评估工作。

8.加强公立医院风险评估的针对性，在开展单位层面风险评估的基础上，重点对涉及资金规模较大、廉政风险较高、业务模式较新、影响可持续发展等领域进行风险评估。

9.进一步提升公立医院风险应对能力，综合运用风险规避、风险降低、风险分担和风险承受等风险应对策略，实现对风险的有效控制。

（三）着力完善公立医院重点业务及高风险领域的内部控制措施。

10.加强预算管理，强化预算刚性约束，建立预算执行、分析和改进机制，加强预算调整审批控制，坚持"无预算不支出"原则，落实全过程预算绩效管理。

11.健全收支管理，依法依规组织各类收入，规范各类支出的审批流程，明确资金流向和使用范围，确保不相容岗位职责分离与授权审批，进一步明确收入管理、票据管理、支出管理、公务卡管理、医疗费用管理的控制点，严控"三公"经费支出。

12.加强采购管理，严格落实国家药品和医用耗材采购政策，明确职责划分与归口管理，确定药品、医用耗材、仪器设备、科研试剂等品类多、金额大的物资和设备，以及信息系统、委托（购买）服务、工程物资等采购过程中的关键管控环节和控制措施。

13.强化资产管理，严格按规定程序配置各类设备资产，严禁举债购置大型医用设备，规范国有资产出租出借和处置行为，落实定期清查盘点制度。严格控制对外投资，明确对外投资的可行性评估与投资效益分析等相关内容。

14.加强基本建设项目管理，严禁公立医院举债建设和超标准装修，规范基本建设项目的全过程管理。加强多院区建设管理，严禁未批先办、未批先建，坚决杜绝无序扩张。

15.完善合同管理，明确合同管理归口部门、合同各相关部门职责权限，加强合同合法性审查、授权管理、合同签署和履行管理。

16.严格按照卫生健康行政部门（含中医药主管部门）批准范围开展诊疗活动，诊疗项目的收费应当符合物价部门、医保部门政策。加强依法执业自查管理，建立依法执业自查工作制度，对执业活动依法依规情况进行检查。

17.规范使用医保基金，严格落实医保政策，强化定点医疗机构自我管理主体责任，加强医保管理促进临床合理诊疗，完善医保基金使用管理，定期检查本单位医保基金使用情况。

18.严格执行教育项目经费的预算控制和闭环管理。优化完善科研项目管理制度，确保科研自主权接得住、管得好。

19.完善互联网诊疗管理，明确归口管理部门、各部门权责界定，健全与第三方合作的评估、审批程序。

20.优化医联体管理，明确医联体业务的审批程序，明确牵头医院与医联体成员之间的职责权限、业务联动、诊疗服务与收费、资源与信息共享、绩效与利益分配等制度，加强对医联体业务的监督。

21.加强生物安全管理，规范生物医学新技术临床研究管理，强化实验室生物安全风险管控，加强人类遗传资源采集、保藏、利用、对外提供等活动的管理和监督，健全生物安全相关管理制度，筑牢公立医院生物安全防线。

（四）全面提升公立医院内部控制的信息化水平。

22.充分利用信息化技术手段，加强公立医院内部控制建设，落实管理制度化、制度流程化、流程表单化、表单信息化、信息智能化的建设要求。

23.推进内部控制建设融入公立医院信息化建设，将岗位职责、业务标准、制度流程、控制措施以及数据需求嵌入医院信息系统，通过信息化的方式进行固化，确保各项业务活动可控制、可追溯，有效减少人为违规操纵。

24.加强公立医院信息平台化、集成化建设，积极探索打通各类信息系统之间的壁垒，保障公立医院信息系统互联互通、信息共享，实现各类经济活动及相关业务活动的资金流、实物流、信息流、数据流有效匹配和顺畅衔接。

25.加强公立医院网络安全与数据安全建设，强化账户授权管控要求，建立数据分类分级保护制度，保障网络信息的存储安全，以及数据的产生、传输和使用过程中的安全，防止患者隐私和个人信息被泄露。

（五）强化对公立医院内部控制的评价与监督。

26.公立医院应建立健全内部控制评价办法，定期对内部控制体系建立与实施情况进行自我评价，科学评价内部控制的有效性。鼓励有条件的公立医院委托第三方机构对内部控制进行评价。

27.按照财政部门和上级主管部门要求，公立医院应及时、完整、准确报送内部控制报告，加强内部控制报告审核工作，提高内部控制报告质量。

28.根据内部控制评价中所发现的问题，强化问题整改，明确整改责任落实，及时制定整改措施，完善内部控制制度，实现内部控制工作闭环管理。

29.加强内部控制成果应用，鼓励将内部控制评价结果和内部控制报告作为绩效管理、监督问责等工作的重要依据，提高广大干部职工对内部控制的重视程度。

30.完善内部控制监督的联动机制，将内部控制建立及实施情况与内部审计、纪检监察等其他内部监督机制有效联动，充分利用党和国家各项监督体系成果，形成监督合力。

三、保障措施

（一）加强组织领导。各级财政部门要发挥统筹协调作用，加强对公立医院内部控制建设的政策指导。各级卫生健康行政部门（含中医药主管部门）要加强对公立医院内部控制的指导和督促工作，确保公立医院内部控制建设有效落地。各级医保等相关部门要结合职责分工，协同推进公立医院内部控制建设。

（二）制定工作方案。公立医院要按照本指导意见确定的总体要求和主要任务，结合本单位实际情况，制定工作方案，健全工作机制，明确任务分工，加大保障力度，层层压实责任，充分利用信息化技术手段，积极推动内部控制在本单位的落地见效。

（三）强化监督检查。各级财政部门、卫生健康行政部门（含中医药主管部门）、医保部门，要按照各自职责分工，加强对公立医院内部控制建立与实施情况的监督检查，针对检查中发现的内部控制问题和薄弱环节，督促公立医院及时制定整改措施，建立长效机制，持续优化内部控制体系。同时加强与审计、巡视巡察、纪检监察等部门的沟通协调和信息共享，形成全方位、多维度的内部控制监督格局。

（四）加强宣传引导。各级财政部门、卫生健康行政部门（含中医药主管部门）、医保部门和各公立医院要加大宣传教育力度，加强政策指导及业务培训，广泛宣传内部控制建设的必要性和重要意义，积极推广内部控制建设的先进经验和典型做法，引导公立医院广大干部职工自觉提高风险防范和权力规范运行意识，为全面推进公立医院内部控制建设营造良好的环境和氛围。